Luis Hornstein

Clínica Psicanalítica

Luis Hornstein

Clínica Psicanalítica

ScienciaScripts

Imprint

Any brand names and product names mentioned in this book are subject to trademark, brand or patent protection and are trademarks or registered trademarks of their respective holders. The use of brand names, product names, common names, trade names, product descriptions etc. even without a particular marking in this work is in no way to be construed to mean that such names may be regarded as unrestricted in respect of trademark and brand protection legislation and could thus be used by anyone.

Cover image: www.ingimage.com

This book is a translation from the original published under ISBN 978-613-9-40499-5.

Publisher:
Sciencia Scripts
is a trademark of
Dodo Books Indian Ocean Ltd. and OmniScriptum S.R.L publishing group

120 High Road, East Finchley, London, N2 9ED, United Kingdom
Str. Armeneasca 28/1, office 1, Chisinau MD-2012, Republic of Moldova, Europe
Printed at: see last page
ISBN: 978-620-6-36645-4

"LUIS HORNSTEIN é psicanalista e psiquiatra. Em 2006, recebeu o Prémio Konex de Platina pela sua carreira em psicanálise. Foi co-diretor, juntamente com o Dr. Mauricio Goldenberg, do Centro de Estudos Psicoanalíticos de Caracas (1978-1983). Também atua como presidente da Fundação para o Estudo da Psicanálise (FUNDEP) e como professor convidado de pós-graduação em várias instituições no país e no exterior. Autor de numerosos artigos e capítulos de livros publicados em revistas nacionais e estrangeiras, é autor dos livros: Teoría de las ideologías y psicoanálisis (Kargieman); Introducción al psicoanálisis (Trieb); Cura psicoanalítica y sublimación (Nueva Visión); Cuerpo, historia, interpretación (Paidós); Práctica psicoanalítica e historia (Paidós); Proyecto Terapéutico (Paidós); Narcisismo (Paidós); Intersubjetividad y clínica (Paidós); Las depresiones (Paidós); Autoestima e identidad (F.C.E.) e As dificuldades actuais da psicanálise (F.C.E.); Ser psicoanalista hoje (Paidós).

INTRODUÇÃO

Ao longo dos anos e dos anos da minha prática, quis uma psicanálise contemporânea para mim. Com as minhas próprias forças, e apoiado por professores e colegas, partilhei a minha experiência teórico-clínica em conferências, seminários, artigos e livros. Mas, sobretudo, coloquei-a à prova na clínica, que é o meu trabalho quotidiano.

Por vezes, eu pregava. A psicanálise contemporânea não podia ter um único autor. Não sem ingenuidade, convidei os meus colegas a abrirem a sua prática, evitando esta dissociação em que fazemos uma coisa e dizemos outra. É claro que respeito e gosto que digamos diferente porque fazemos diferente.

Por vezes, denunciava. Não conseguia ficar calado quando via os meus colegas, especialmente os mais jovens, a irem *"ao Polo com roupas de verão"*[2] por vezes elegantes, mas sempre inadequadas. Disse que a Argentina era diferente, e que a prática é diferente na Argentina. Disse que cada conjuntura sócio-cultural exigia outros compromissos psicanalíticos[3].

Tentei não acrescentar complexidade literária a ideias já de si complexas. Mas também tentei manter o meu estilo simples para que pudesse ser lido por aqueles em quem o futuro da nossa praxis está em jogo, ou seja, as novas gerações. Que leituras oferecemos àqueles que estão a começar? A pseudolalia bem construída. Oportunismos vários. Autores que mudam para que nada mude. Autores que falam sempre da mesma coisa, mesmo que o público se ria. Gosto da imagem de Polo. Algo está a ficar frio, apático. Algo tem o brilho frio do dogma apaixonado.

É uma meia-verdade que a psicanálise se define pelo que não é psicanálise, e o psicanalisável pelo não psicanalisável. É uma afirmação que nega o movimento e tende à imobilidade. A psicanálise move-se e a psicanálise é movida. Ela move suas bordas e essas bordas a movem. Portanto, não há outra escolha senão pensá-las, pensá-las como fundantes e discutíveis, e transformá-las em esferas de produção.

Nesta introdução, gostaria de dar ao leitor uma antevisão dos temas, das insistências. Encontrarão frequentemente a expressão *"sistema aberto"*, já utilizada em livros anteriores. Mas mais do que a noção de *"sistema aberto"*, mais

---

[2] *"Quando lança os jovens no meio da vida com uma orientação psicológica tão incorrecta, a educação comporta-se como se os membros de uma expedição ao pólo recebessem roupas de verão e mapas dos lagos do norte de Itália. (Freud, 1930)*

[3] Alguns capítulos foram, em sua primeira versão, conversados no Brasil, Uruguai e Peru. Nessas trocas compreendi que em toda a América Latina as demandas terapêuticas e, consequentemente, a prática psicanalítica estão se transformando.

do que a sua definição, espero ter produzido um sistema aberto e que o leitor me leia com o seu sistema aberto. Eu estou (e nós estamos) à procura de algo mais, pois a ciência é uma construção colectiva.

Aberto ao intersubjetivo. O sujeito está aberto à sua história, não só no passado mas também no presente. Não tem um destino, mas recria o que lhe chega do exterior. Na linguagem contemporânea, a psique está entre a redundância e a imprevisibilidade, entre a repetição e a liberdade. Como diz Atlan, entre o vidro e o fumo. Um sistema aberto a outras subjectividades e a um futuro instituinte, precisamente porque não é instituído. Um osso duro de roer. Já não é a papa do preconcebido. E então estamos condenados a pensar de novo. E muitas vezes a pensar pela primeira vez.

Houve na Argentina, entre muitas Idades de Ouro, uma para a psicanálise. Não tenho nenhuma nostalgia dela. Em vez disso, nutro-me do *"esplêndido isolamento"* de Freud, que não era certamente uma mesa reservada num restaurante de luxo. Os psicanalistas, tal como o salmão, nadam contra a corrente do consenso institucional.

Os músculos estão tensos ou frouxos. Alguns acabaram de descobrir que o mundo, tal como *as mulheres, é móvel, e tentam* recuperar o atraso ou tornam-se oportunistas. Há também os impassíveis, aqueles que se banham sempre no mesmo rio. E têm alguma (pouca) razão quando dizem que só a roupa muda, que o corpo é sempre o mesmo, o que lhes serve de âncora. Os pessimistas nunca faltam. Diz-se que a psicanálise já não tem interesse, que já não é atual. Outros, pelo contrário, nem deprimidos nem eufóricos, debatem-se com os novos desafios clínicos, teóricos e transdisciplinares.[4]

A psicanálise não está morta, nem viva, nem prestes a morrer. A psicanálise é como os psicanalistas, os analisandos e a cultura querem que ela seja. E não é algo que acontece apenas em Buenos Aires. Um membro do panteão da cultura, e por vezes um membro reformado. Foi obrigado a deslocar-se, a reposicionar-se. Não é apenas a interminável crise económica, mas também as mudanças no imaginário.

Até 1895, para Freud, a memória patogénica era como um quisto que podia ser removido. A partir de então, não se trata de extirpar, mas de *"dissolver a resistência e assim facilitar a circulação através de uma área anteriormente bloqueada"*. E a psicanálise, em 1895 e sempre, quando não está bloqueada, quando é atual, contemporânea, constrói-se na refutação, no debate (facilitando a circulação). Ah, com nosso "saber que não se sabe"! Sabemos ou não sabemos que

---

[4] Nunca me canso de a contar. Uma vez apareceu num jornal que Mark Twain tinha morrido. O escritor, que estava vivo e sempre de bom humor, enviou-lhes um telegrama: *"Notícia de morte muito exagerada"*. Twain não disse *"falsa"*, disse *"exagerada"*. Note-se a nuance.

troncos atiramos para o fogo do debate? Claro: as nossas teorias infantis, os nossos infantilismos sem teoria e a nossa ânsia de poder. Na melhor das hipóteses: a nossa vontade de saber.

Neste livro vou atirar para o fogo:

identidade e alteridade,

intersubjetividade e constituição subjectiva,

ligações actuais e auto-organização,

teoria do sujeito.

Para mim, trata-se de questões complexas, mas não bizantinas nem de todo nominais, mesmo que tenhamos de escolher bem as palavras. São os fundamentos, o quadro concetual a partir do qual penso o sofrimento e os recursos disponíveis para converter "*a miséria neurótica em infortúnio comum*" (Freud, 1895). Vou dizê-lo com menos fogo:

a relação sujeito-objeto;

o intrapsíquico e o intersubjetivo;

narcisismo patológico e trófico: coerência, limites e valor do eu;

relação verdade material-verdade histórica experiencial-realidade psíquica.

Estes são temas de debate e alguém, como sempre, pegará no desafio.

Nos debates, a psicanálise luta para ser contemporânea. É também posta em causa pelos pacientes que "*já não são os mesmos de antes*", mas sobretudo pelos seus obstáculos teóricos, entre os quais aquele que a conduz a uma oposição nítida entre fantasia e realidade. Considerar a realidade não é voltar ao velho dilema entre neurose real e neurose transferencial, mas fazer com que a oposição dê mais de si. Esta realidade não domina apenas quando o aparelho psíquico é lábil. Há patologias graves que não são doentes graves, mas pessoas que atravessam situações traumáticas devastadoras que abalam laços, realidades, projectos pessoais.

O sofrimento ameaça-nos de três lados", diz Freud em 1930 (influenciado pela crise de Wall Street?). Ameaça-nos, prossegue, "*a partir do próprio corpo, que, destinado à ruína e à dissolução, não pode prescindir da dor e da angústia como sinais de aviso; do mundo exterior, que pode fazer cair sobre nós a sua fúria com forças hiper-poderosas, impiedosas e destrutivas; finalmente, dos laços com outros seres humanos. O sofrimento que vem desta fonte é talvez mais doloroso para nós do que para qualquer outra pessoa.* Assim, hoje, ao descobrirmos o intersubjetivo (no devir do sujeito e na atual trama objectual).... estamos a descobrir a pólvora! O intersubjetivo é ao mesmo tempo uma conquista atual e um fundamento freudiano.[5]

---

[5] É esta ênfase que destaco no capítulo sobre as tópicas freudianas. A intersubjetividade como produtora de subjetividade.

As relações intersubjectivas - se Eros predomina - reconhecem a alteridade, ou seja, a diferença entre o objeto real e o objeto fantasiado. A alteridade: é também a renúncia à identidade entre passado e presente. "Identidade e/ou alteridade". Disjunção-conjunção a partir da qual é pensável a relação entre subjetividade e intersubjetividade.

Continuo a pensar que as propostas freudianas estão mais próximas do que acontece na minha prática clínica do que muitas das que vieram depois, na medida em que integram o rigor da escuta com a singularidade e a liberdade que devem estar em jogo em cada processo analítico. Neste sentido, o **meu** regresso a Freud[6] não implica imitar Freud e restaurar o passado, nem tão pouco descartar os pós-freudianos, tão valiosos mesmo nos seus "desvios". Trata-se de repensar.

A clínica e os textos são o suporte da pulsão de saber, quando a devoção ao talento alheio não resulta na abolição do próprio. Essa devoção foi chamada por Harold Bloom de "*angústia de influências*", pela qual um autor experimenta uma claustrofobia imaginativa ou um sentimento de exaustão da imaginação por causa do que já foi escrito.

Tal como os médicos ou os torneiros, os psicanalistas são praticantes. Mas será que somos também leitores críticos ou apenas discípulos crónicos? O que é feito de um praticante que não lê e de um praticante que lê, mas como discípulo crónico iludido?

Pensar é, não sem o outro, pensar o que o outro não pensa. Investir o pensamento só é possível se ele não for a repetição do que já foi pensado. Reconhecer o direito de pensar o que o outro não pensa e o que ele não sabe que se pensa pressupõe a renúncia de encontrar alguém que garanta o que é verdadeiro e o que é falso.

A vontade de saber é sustentada pela vontade visual e pelos interesses egoístas. Primeiro o engano e a rejeição. A desconfiança. O sentimento de não ser um "bom menino". Mil conflitos. No melhor dos casos, mas nem sempre, a autonomia intelectual nasce dos conflitos, o pensamento emancipa-se e torna-se uma pulsão de investigação[7] . O primeiro desafio da criança é pensar a partir do seu corpo (teorias sexuais infantis), confrontando-se com o discurso adulto. E, se me permitem a analogia, o primeiro desafio dos psicanalistas é pensar a partir desse "corpo" que é a sua prática, confrontando-se com os discursos "prestigiados".

Paixão e conhecimento, excluem-se mutuamente? Parece que a paixão turva

---

[6] Para Laplanche, trata-se de regressar *a* Freud e não de regressar a Freud: "*Voltar a*" poderia implicar uma adesão acrítica às fórmulas e aos argumentos de Freud, à história de Freud, e não aos seus *Grundbegriffe*. Enfrentar as suas contradições e dificuldades, em vez de as evitar. Uma leitura problemática, histórica e crítica diferencia entre história ultrapassada e história constituída pelo passado presente.
[7] Ver capítulo IV.

a escuta, o olhar, e que o que é próprio de um investigador é a frieza. Há paixão quando o objeto de prazer se torna necessidade. Será que essa relação existe no conhecimento? Qual é o objeto que investe a paixão de conhecer? Se fosse apenas o já-pensado ou o já-escrito ou o já-descoberto, a sobre-investigação do produzido pararia a interrogação. Esta é uma das raízes do dogmatismo (Castoriadis).

A análise é o encontro entre o pedido de cura do paciente e o desejo de cura do analista, que é tão diferente do "*furor curandis*" daqueles que querem forçar uma cura. O desejo de curar não é o desejo de meter uma pá em Flanders, mas o desejo mais do que sensato de ajudar o paciente a aproximar-se das suas próprias verdades.

Naturalmente, era sempre necessário um fundamento metapsicológico para a cura, que de outra forma seria mágica. Em busca de uma renovação, entrei na série da anedota.[8]

Freud já tinha visto que a brincadeira não era apenas um jogo, mas um "*jogo desenvolvido*". Porque ela pressupõe uma concordância psíquica com o outro, um prazer vindo do inconsciente, uma cooperação de sistemas. Tal como a sublimação, o jogo, o humor, os laços, a anedota é uma simbolização aberta que, ao combinar repetição e diferença, permite a emergência do novo.

Processados através das formações de compromisso da série de piadas, alguns conflitos escapam ao empobrecimento libidinal e narcísico, adquirem uma história e transformam necessidades em objectivos originais. Desta forma, as fraquezas tornam-se criatividades.

Para investir o futuro, é preciso confrontar os limites do analisável. Limites da clínica. Limites da teoria. Senti-los, vivê-los, pensá-los. Pô-los a funcionar. Concretamente, sair do gueto ou, como dizia Borges, da cor local.

A nossa especialidade não é uma exceção. Todas as disciplinas estabelecem trocas frutuosas com outras, sem receio de se contaminarem e de perderem a especificidade ou o rigor. Medo intelectual. A inibição. Ser tão cauteloso com as outras disciplinas, por medo de extrapolar. Como se nos pudéssemos bastar a nós próprios, na vida ou na profissão. Como se a psicanálise negasse o que toda a gente sabe: à medida que caminhamos, o horizonte recua.

Como é que Freud escreveria hoje "*O Projeto*", "*Totem e Tabu*", "*O Mal-estar na Cultura*"?

Com que física?

---

[8] Em *Prática e História da Psicanálise* (Paidós, 1993) postulei protótipos de formações de compromisso: o sintoma, o sonho e a piada. E aí comecei a estudar as séries da anedota: jogo, humor, sublimação, ligações actuais. E em *Narcisismo* (Paidós, 2002) postulei uma metapsicologia da anedota como formação de compromisso.

Com que biologia?

Com que neurociências?

Com que antropologia?

Com que história?

Com que epistemologia?

A questão também será respondida a partir da prática, prática clínica ou prática teórica. É prática quando não há predomínio de práticas teóricas. A prática implica inspiração, projeto e uma utopia que é testada dia após dia. Não é propriamente uma tarefa divertida, mas é uma tarefa apaixonante e variada: especular, fantasiar, testemunhar, dizer, continuar a dizer.

Na primeira pessoa, posso dizer o meu projeto. Situar-me nos limites da clínica e da teoria, exigir de mim próprio uma psicanálise não-solipsista[9] pensar o sujeito como um sistema aberto auto-organizado. Não é muito cómodo. Mas a "*zona de conforto*" é demasiado parecida com um lar de idosos.

As instituições são como as nossas diferentes residências. Há instituições fundamentalistas. Há instituições hospitaleiras, pluralistas, em que as correntes maioritárias permitem que as correntes minoritárias se exprimam, e há, por assim dizer, "trans-instituições" em que predomina um ecletismo suave, que evita o debate. E há, por assim dizer, "trans-instituições" em que predomina um ecletismo suave, que evita o debate. Como alcançar, e em que residência, um pluralismo alimentado pelo pensamento crítico?

A nossa Torre de Babel procura tranquilizar-se com acordos básicos. Também participo nesses fóruns ditos "multidisciplinares", que não o são porque todos nos dizemos psicanalistas; fóruns para os quais é salomonicamente convidado um representante de um trio de escolas ainda em voga ou em falência, nos quais falaríamos numa espécie de esperanto, feito de pacientes e de pilares básicos, por exemplo o das séries complementares. Esperanto que explode assim que se entra em "pormenores". Por exemplo: que estatuto teórico e que eficácia psíquica atribuímos a cada um dos elementos da série? Porque nem a indefinição nem a vagabundagem são sem consequências na clínica. É mentira que resolvemos nossas diferenças na clínica. *A clínica, sem teoria, é um lugar sombrio.*

Até há algumas décadas, a ciência era dominada pela aspiração à simplicidade. O simples estava lá, mal escondido pela mudança das aparências. É simples e pode ser isolado, um isolamento que permite aos especialistas serem

---

[9] O solipsismo é uma radicalização do subjetivismo em que tudo o que existe é reduzido à representação, encerrando e isolando assim a subjetividade. Neste livro, oporei repetidamente uma psicanálise solipsista a uma psicanálise intersubjectiva que tem como pertinência a relação entre o objeto fantasiado e pensado e o objeto real. Uma psicanálise não solipsista não negligencia o intrapsíquico. Ela liga-o ao objeto real.

peritos nos seus compartimentos e cooperarem eficazmente em áreas de conhecimento não complexas. Mas este paradigma implica uma lógica que estende sobre a sociedade e as relações humanas restrições e funções próprias da máquina artificial e da visão determinista e mecanicista que a máquina suscita. Este paradigma esconde ou dissolve tudo o que é subjetivo, livre, criativo. *Complexus* significa aquilo que é tecido em conjunto. Existe complexidade quando os diferentes elementos que constituem um todo (como o económico, o político, o sociológico, o psicológico, o afetivo, o mitológico) são inseparáveis e existe um tecido interdependente entre o objeto de conhecimento e o seu contexto, as partes e o todo (Morin, 1999b). Atualmente, a ciência lida com o complexo, está aberta ao imprevisível. O movimento e as flutuações predominam sobre as estruturas e a permanência. Trata-se de conceber não apenas a complexidade de toda a realidade, mas a realidade da complexidade. A chave é uma outra dinâmica, dita não linear, que permite aceder à lógica dos fenómenos caóticos. Nestes termos, o psiquismo está longe do equilíbrio. Nestes estados, a turbulência é incessante. A história é destrutiva/criativa. Um ciclo auto-organizador substitui a linearidade causa-efeito pela recursividade. Recursivos são os processos em que os produtos são ao mesmo tempo produtores daquilo que os produz.

Para o psicanalista, a recursividade permite-lhe abraçar a história sem a constranger. Freud articula a fixação e a frustração no seu tratamento teórico da história. Criança do seu tempo, ele sentia-se sem dúvida incomodado com a flutuação, o ruído, a desordem ou o acaso, mas nos seus relatos clínicos nada disso o incomodava.

A história constrói-se a partir do presente. Como? Inventando um passado? Recuperando-o sem produzir nada de novo? O analista não inventa um passado qualquer, mais ou menos "plausível". E na psicanálise, a verdade histórica é construída através das inscrições do passado, mas através do trabalho de duas subjectividades, cada uma à sua maneira. Gerar novas simbolizações através de uma historicização simbolizante. Se não for impossivelmente "teórica" (isto é, rígida), se não for impossivelmente "flutuante" (isto é, em estado de lentidão), estejamos confiantes. Está provavelmente em "teorização flutuante" (P. Aulagnier).

Uma e outra vez, mas cada vez diferente, o doente conta a sua história. Compreendê-la é não a receber nem como uma estrutura imutável nem como um caos de acontecimentos aleatórios. O acontecimento pode dar origem a novas possibilidades de história ou é apenas um pretexto que forja a compulsão para a repetição? Se o real fosse apenas a realização de uma virtualidade pré-existente, tu e eu seríamos dois robots. A psicanálise estagnará se não combinar determinismo e acaso, teoria da máquina e teoria dos jogos. Mas ela já o está a fazer.

Estamos preocupados com o intersubjetivo. Até um certo ponto do livro, explicaremos que não disfarçamos uma teoria solipsista com uma capa de ligação. Depois, mostraremos as consequências que se seguem na prática após a introdução do intersubjetivo na teoria, em todas as práticas e não apenas em algumas. (Insisto: é uma questão de introduzir o intersubjetivo e não de o enxertar.

Quando a ligação é *real*, quando Eros predomina sobre a pulsão de morte, há uma reelaboração fantasmática. Mostraremos o trabalho psíquico de articulação entre objeto fantasiado e objeto real e entre relação fantasiada e relação real. Faremos distinções, oposições: brincadeira/ato falhado, sublimação/sintoma. Observaremos, na teoria e na clínica, que o ego não está desligado da sua história, nem do seu ambiente atual.

Voltamos a dizer que para o ego os objectos de prazer se encontram na realidade e, portanto, investir objectos é investir a realidade[10] . É claro que o ego, no seu trabalho de representação, tenta adaptar o "*exterior da psique*" às suas construções. Mas como estas construções se deparam imediatamente com resistências (necessárias) deste "*fora da psique*", e estas resistências desmentem parte das interpretações que o ego dá a si próprio sobre as causas dos seus prazeres, dos seus sofrimentos, dos seus objectivos, o ego é obrigado a reconhecer esta realidade que não coincide com o mundo fantasmático (Aulagnier, 1979).

O objeto - o que é objeto para este sujeito - é um sujeito, algo fora do seu domínio. As outras pessoas, regidas pelos seus próprios desejos, tenderão, mais cedo ou mais tarde, de forma suave ou violenta, a impor a sua modalidade e, por vezes, a recusar um lugar que não querem ou não podem ocupar. Nenhuma relação está isenta de conflito, embora o conflito só surja clinicamente quando o conflito se agrava. Se o sofrimento é excessivo, dá-se este movimento de desinvestimento, em que a pulsão de morte ameaça. Mais uma vez, quanto mais o ego se investe num objeto, mais ameaçadora é a sombra da sua partida ou desinteresse.

Bollas (1987) aponta um paradoxo da psicanálise inglesa. Foi considerada uma "*teoria das relações de objeto*" e, no entanto, presta pouca atenção à estrutura clara do objeto, geralmente considerado como um recipiente para as projecções do

---

[10] "Discernir *a felicidade possível neste sentido moderado é um problema da economia libidinal do indivíduo. Sobre este ponto, não existe um conselho único; cada um deve tentar por si próprio a forma como pode atingir a felicidade. Os mais diversos factores intervirão para lhe indicar o caminho da sua escolha. O que importa é o grau de satisfação real que pode esperar do mundo exterior e a medida em que é levado a tornar-se independente dele; em última análise, é claro, a força que ele próprio acredita ter para o modificar de acordo com os seus desejos. Já aqui, para além das circunstâncias externas, a constituição psíquica do indivíduo torna-se decisiva. Se ele é predominantemente erótico, colocará em primeiro lugar os laços afectivos com outras pessoas; se tende para a autossuficiência narcísica, procurará satisfações substanciais nos seus processos psíquicos internos; o homem de ação não se afastará do mundo exterior, que lhe oferece a possibilidade de pôr à prova a sua força*" (Freud, 1930). (Freud, 1930) (O sublinhado é meu, L. H., mas a ênfase é de Freud).

sujeito. Mas Bollas - um bom representante da atual psicanálise inglesa numa das suas variantes mais frutuosas - valoriza os encontros reais. Gosto da forma como ele coloca a questão: *"Entre outras coisas, isto sugere-nos que, ao encontrarmos um tal mundo, somos metamorfoseados em grau substancial pela estrutura dos objectos, transformados internamente por eles, que deixam a sua marca em nós, quer seja o efeito de uma estrutura musical, de um romance ou de uma pessoa. Ao tocar, o sujeito liberta a sua linguagem pessoal no campo dos objectos, onde é então transformada pela estrutura dessa experiência, e transportará no inconsciente a história desse encontro [...]. Cada nova entrada numa experiência com um objeto é como um renascimento, uma vez que a subjetividade é moldada de novo pelo encontro e a sua história é alterada por um presente de eficácia radical que modificará a sua estrutura. [...] Esta dialética da colisão entre a forma do ser humano e a estrutura do objeto é, nos bons momentos, uma alegria de viver, pois alimenta-se do encontro"*.

Pensar nas ligações. A sua desvinculação da história foi objeto de objecções na psicologia do eu. E considerá-los como simples réplicas de ligações passadas implicaria nada menos do que condenar o sujeito a ser vítima do Destino. Há então uma tendência para pensar o infantil como uma matriz segundo a qual apenas o inicial permanece e as experiências posteriores nunca podem ser fundadoras, por mais afectivas que sejam.

Nesta *introdução*, apenas os menciono. Ligações apropriadas, "demasiado" apropriadas. Ligações idealizadas, "demasiado" idealizadas. Laços que estão por vezes ao serviço do desejo. Os doentes sofrem da impossibilidade de se reencontrarem com o objeto... Pela impossibilidade de ser amado pelo seu sistema de ideais... Pela dificuldade de conciliar estas exigências com a realidade[10] .

O aparelho psíquico é, por direito próprio, um sistema aberto e não porque alguns psicanalistas tenham decidido submetê-lo à teoria da complexidade. Ele é aberto porque o sujeito é um centro de organização, de recriação de tudo o que ele recebe. A transubjectividade inicial deu lugar à constituição do sujeito e, a partir daí, por comissão ou omissão, haverá intersubjetividade.

Entendendo a psique como um sistema aberto, o infantil deixa de ser um cliché e os acontecimentos da idade adulta deixam de ser anódinos ou meros agravamentos de acontecimentos infantis. Freud (1925) afirma que o Édipo é *"simultaneamente o ponto culminante da vida sexual infantil e o ponto nodal de onde partem todos os desenvolvimentos posteriores"*. Reconhece, assim, que o Édipo irradiará para a vida posterior precisamente porque é o núcleo. Graças a um pensamento complexo, os encontros, os traumas, os lutos, os vínculos adquirem outro lugar, na teoria e na clínica. A repressão originária, a passagem do ego do prazer ao ego da realidade, o enterro do complexo de Édipo, a metamorfose da puberdade e todos os lutos que produzem uma recomposição identificatória podem e devem ser considerados processos de auto-organização. O ser e o ter darão origem ao registo identificatório e ao registo de objeto, mas, mesmo assim, o campo do ser não é independente do campo do ter. Um entrelaçamento inevitável entre identidade e objectalidade que pode (e deve) ser pensado a partir de uma causalidade recursiva.

Em "*O Ego e a Coisa*", a personagem resulta da história das escolhas de objeto. Mas há mais em jogo do que a identificação narcísica. Freud tinha descrito a identificação histérica triangular nos sintomas histéricos, e à identificação narcísica acrescenta uma identificação primária. Mas ele sublinha: a identificação edípica não é apenas uma identificação narcísica. Não o é porque introduz no ego o terceiro, e não o objeto investido. Na situação edípica, a criança ocupa lugares que terão a ver com o desejo da mãe (com traços do terceiro) e ocupa lugares que não estão ao serviço da rutura do vínculo, mas da sua preservação. A identificação não é um ficheiro fechado, algo que acontece de uma vez por todas, mas um processo que continua depois do Édipo, ao longo da vida, em cada laço investido (parceiro e outros significativos).

Para nos apercebermos do advento do novo, temos de dispor das ferramentas adequadas. E livrarmo-nos do falso dilema do psiquismo determinado/psiquismo aleatório. Não é o único. Eles também o são:

ordem e desordem,

sistema e evento,

permanência e mudança,

ser e tornar-se.

Pensar o psiquismo como um sistema aberto permite-nos refletir sobre as tramas relacionais e os seus efeitos na produção subjectiva. A realidade psíquica é a apropriação fantasmática destas tramas onde o determinismo (em termos de certos constituintes estruturais) se articula com o acaso (acontecimentos não redutíveis à estrutura).

As ciências não são respostas a uma Natureza constante e imutável, mas a culturas em constante mutação. As teorias nascem e desenvolvem-se num contexto social, ideológico e histórico. Este livro foi escrito na Argentina em 2002, numa altura em que um pesadelo com mil cabeças (políticas, sociais, económicas, éticas, etc.) pairava sobre o país, ameaçando esmagá-lo. Será que vai ser esmagado? Será que vai ser esmagado? A psicanálise pode ajudar a evitá-lo, mas não é uma visão do mundo. Mas também não o são a ciência económica ou a gestão política, agora prontas a arrogar-se um papel totalizador. A psicanálise é uma das que chamam a sair da letargia e a trabalhar, a elaborar a queixa em esferas colectivas, sem personagens salvadoras ou teorias messiânicas.

O ano de 2002 começou minado pelo desemprego, pela pauperização generalizada, pela desilusão com o poder político e a sua incapacidade de ver algo mais do que as suas vantagens e (não menos perigoso) os seus rituais. O protesto resultará numa construção colectiva, ou voltará como um *boomerang* destruidor sobre as mesmas vítimas? As regras do jogo, tanto económicas como sociais, estão ausentes em vez de mudarem. É preciso investir num futuro... Existe um futuro? Só há tristeza, angústia e pânico. Planos de fuga: o exílio da ditadura é substituído por um êxodo multigeracional. Ninguém sabe em que ponto se encontra hoje: pode um psicanalista, juntamente com economistas, políticos, comunicadores sociais, contribuir com algo para as pessoas em movimento?

Sobre as ruínas, e não sem teoria, será necessário trabalhar na reconstrução das normas de vida e dos projectos de vida. Freud (1930) escreveu que a cultura *"compreende todas as normas necessárias para regular as ligações recíprocas entre os homens e, em particular, a distribuição de bens acessíveis". As "normas necessárias" foram demolidas na Argentina.* Os "laços *recíprocos*": familiares, comerciais e de amizade foram pulverizados. E a "*distribuição dos bens*" (aqueles que não se "evaporam") parece reger-se por privilégios arbitrários.

Quem, ao aceitar que a psicanálise não é uma visão do mundo, estaria cego ao "*espírito da época*" [*Zeitgeist*]? O nosso *Zeitgeist* parece mudo, mas se ouvirmos com atenção está a arder. Nada daquela calma fria que anunciava o "*fim da história*".

As "tecnologias de rutura" tornaram obsoletas as pessoas e não apenas as mercadorias. Não governam, não podem governar, o "*sempre se fez assim*", o "*sempre se pensou assim*". Mas o bebé é deitado fora com a água suja do banho. O "sempre se *sentiu assim*" é varrido, como se não houvesse qualquer permanência, como se toda a tradição fosse anquilosante.

Para o dizer a partir do nosso ofício: o sentimento de autoestima torna-se precário quando perde a sua ancoragem cultural. E é aqui que tiro da minha caixa de ferramentas o trófico do narcisismo.

A década de 1990 tornou-se um *tour de force em* que todos tiveram de dar o seu melhor e o seu máximo na produção. O aumento progressivo da dedicação foi acompanhado por uma diminuição das garantias de estabilidade, que afectou em primeiro lugar os trabalhadores menos qualificados e os trabalhadores mais vulneráveis.

Os percursos profissionais tornam-se voláteis. As carreiras tornam-se voláteis. Um fenómeno que é trágico na Argentina, mas que também se verifica na Europa e nos Estados Unidos. O lugar dos "desempregados" foi ocupado por uma nova categoria: os "excluídos", pessoas que caíram fora do mapa, fora de sentido. Vive-se num mundo instável, feito de trajectórias incertas, com medo de ser o próximo a ser atirado para fora de sentido. Daí os colapsos narcísicos.

Não há *bunkers*, nem abrigos narcisistas. É uma guerra total, declarada e não declarada, com armas e sem armas. Faltam pontos de referência, bússolas que indiquem a latitude e a longitude no nevoeiro.

Acredita em teorias da conspiração? O pior das teorias da conspiração é que nos deixam indefesos nas mãos dos conspiradores. Indefesos, por exemplo, perante as campanhas sistemáticas de indivíduos e organizações contra a tradição, como se tudo fosse reacionário, como se fosse a mesma coisa deixar cair o obsoleto e deixar cair as objecções identificadoras.

Caído o Muro, caídas as Torres Gémeas, caídos vários presidentes, caído o peso, caídos tantos ideais, quem poderá sentir-se protegido entre quatro paredes, em casa ou no trabalho? Nenhum mastro a que se agarrar? Mastros. Eixos. A psicanálise tem que se repensar. Não é uma tarefa fácil pensar a nossa clínica, pensar esse conjunto de eixos próprios e os eixos herdados (de Freud e dos pós-freudianos). Fazer uma psicanálise contemporânea implica não só gerir uma tradição e uma herança, mas fazê-la funcionar a partir do presente.

E não se trata de revestir algumas frases de Freud com alguns sentimentos vagamente progressistas. E se se trata, mais uma vez, do intelectual "comprometido", trata-se, mais uma vez, de um compromisso que tem de ser alcançado, para que não acabe num pesadelo.

Hoje é agora, quando a relação do sujeito com o externo se torna desorganizadora e o risco é uma saída autista ou a rendição a um salvador. Hoje a psicanálise traz a sua teoria da intersubjetividade e da complexidade, mas como uma ferramenta e não como uma visão do mundo[11] . Ela junta-se às outras disciplinas, tal como os seus praticantes se juntam aos outros cidadãos, aos outros praticantes. Despoja-se (tenta despojar-se) dos seus obstáculos: epistemológicos, teóricos, técnicos e, sobretudo, corporativos.

Ao despojar a psicanálise de todas as pretensões de visão do mundo, Freud - de forma bastante sensata - preservou toda a sua potência clínica. O analista que pretende, pelo simples facto de ser analista, tornar-se um líder social, fica tonto. Está tão deslocado como o psicanalista que observa a catástrofe a partir da sua torre de marfim.

O "fim da história", o "fim das ideologias" são o isco do fatalismo

---

[11] *"Uma visão do mundo é uma construção intelectual que resolve todos os problemas da nossa existência de forma unitária, com base numa hipótese suprema; nela, portanto, nenhuma questão fica em aberto e tudo o que nos interessa encontra o seu lugar exato. É facilmente compreensível que possuir uma tal visão do mundo esteja entre os desejos ideais dos homens. Acreditando nela, podemos sentir-nos mais seguros na vida, saber pelo que devemos lutar, como devemos colocar os nossos afectos e interesses de uma forma que esteja mais de acordo com o fim"* (Freud, 1932).

economicista promovido pela restauração neo-conservadora. E os "*novos filósofos*" e o "*pensamento fraco*" do pós-modernismo morderam o isco. Fecharam-se nas suas acrobacias retóricas, anunciaram "*a queda das meta-narrativas*" e, para cúmulo, formularam uma denúncia niilista da ciência. *A "imaginação ao poder"* foi suplantada por outros slogans: "Morte do sujeito", "*morte do eu*", "*crise da razão*", "*derrota do pensamento*".

Se "que rei veneramos quando celebramos a "*morte do súbdito*"? E que rei estaremos a venerar agora, quando o sujeito estiver de novo de pé? A desconstrução pós-modernista da subjetividade foi, de certa forma, uma mera astúcia ideológica, algo que mascarou várias tentativas críticas, que hoje emergem, embora muito alteradas, e que seria impossível silenciar. Está a ser construída uma conceção da experiência social e da subjetividade contemporâneas. Nessa construção, "representação", "fantasia", "identificação", "prazer", são eixos ou tijolos. São construídos com a argamassa de um compromisso. O psiquismo é sempre descentrado pela sua inserção traumática na ordem sócio-simbólica. Mas esta descentração do sujeito não impede necessariamente um envolvimento reflexivo com os outros e com as várias práticas colectivas.

Num livro que aspira a desvendar a intersubjetividade, não posso deixar de dedicar um capítulo aos contributos de Lacan. No entanto, direi desde já que considero a sua concetualização do imaginário como um obstáculo epistemológico (Bachelard) a uma teoria psicanalítica da intersubjetividade.

A questão dos engodos, das armadilhas e do engano já tinha sido abordada pelo Eclesiastes e pelos filósofos de todos os tempos. Lacan tenta abordá-la como psicanalista, inspirado pela linguística estrutural. Surge assim um conjunto de teses: o eu é imaginário, o outro é incognoscível para o eu, e o inconsciente é o efeito da estrutura universal da linguagem. O imaginário exerce uma influência determinante em todas as relações subsequentes entre o sujeito e o outro. Trata-se de questionar esta versão do imaginário.

Diversas negatividades - faltas, hiatos, fissuras - estruturam o "*sujeito do inconsciente*". Há uma separação fundamental entre o "Outro" (linguagem/inconsciente) e o "outro" (a outra pessoa). Em todas as relações intersubjectivas, o sujeito procura, através do outro, uma imagem que confirme a sua identidade. Mas, face aos chamarizes da ordem imaginária, esses outros só podem lançar o não-saber.

Para sair de um atoleiro, a primeira coisa é saber que se está num atoleiro. A teoria de Lacan não consegue explicar os processos psíquicos pelos quais se criam e se formam as imagens-espelho. Coloca o imaginário num espaço fechado de desilusão e ilusão: uma superfície especular inserida numa triste ontologia da repetição, da morte e de um certo narcisismo. Condena o eu ao mundo congelado do idêntico. Apesar da imensa complexidade e diversidade das formas imaginárias, o ego para Lacan é sempre o resultado da ignorância.

Uma distinção do tipo *"narcisismo trófico/ narcisismo patológico"* teria parecido pouco a Lacan[12]. O "eu" que ele concebeu não lhe causou dúvidas. Um eu radicalmente alienado. As bases imaginárias da subjetividade não podem senão modular sempre o outro como um espelho. Lacan elabora assim uma conceção que vê a intersubjetividade como universalmente afetada pela estrutura imaginária do não-saber. A relação com o outro torna-se uma ficção, um efeito de "sutura" de dimensões mais profundas. Ao idealizar a "falta" como a autenticidade do sujeito, o eu, a intersubjetividade e a comunicação só podem ser ilusórias.

No entanto, o inconsciente e o pré-consciente são fontes produtivas de representações e afectos. As dimensões imaginárias estão inseridas em relações de poder assimétricas que estruturam as instituições e a vida social. O campo social não é simplesmente uma força externa, mas uma base produtiva que constitui os sujeitos. Mas seria um erro entender a influência do campo social na psique como abrangente e unificadora. Pelo contrário, psique e sociedade são complexos e contraditórios entrelaçados. Os sujeitos nunca são um resultado passivo do simbólico, mas reinterpretam estes significados de uma forma criativa através da sua atividade de representação.

Se o imaginário for transformado num universal ideológico vazio, não há lugar para estudar a incidência dos fenómenos culturais nas transformações históricas da subjetividade. Sem dúvida que o imaginário se entrelaça de mil maneiras com o simbólico, e sem dúvida que o imaginário é de diferentes tipos: desde estados de desintegração, destruição e ódio, até à empatia, cuidado e amor. Mas o simbólico e o imaginário são sempre irredutíveis. Qualquer transformação das representações simbólicas exige uma correspondente reorganização imaginária do sujeito. Do mesmo modo, independentemente do que toma de empréstimo às formas simbólicas, o imaginário ultrapassa as suas determinações simbólicas e é mais do que um registo derivado. É por isso que defendo, longe de Lacan, que o imaginário criativo desempenha um papel significativo na cultura.

O meu programa é fazer com que a teoria do sujeito considere o desejo e a repressão, mas tendo em conta que os sujeitos são capazes de reflexão crítica e de agir de forma criativa e imaginativa tanto na sua relação com os outros como com os seus projectos.

Cuidado com as palavras e cuidado com as palavras. O *"utopismo"* não é

---

[12] Ver Hornstein (2002) e os capítulos VI e VIII.

apenas uma atitude juvenil irresponsável, impetuosa e improdutiva, mas a única forma de investir o futuro. Mas, para que não haja lugar a ilusões, digamos "*utopia crítica*". O futuro é o lugar dos projectos. Projectos viáveis, que sustentamos com realizações quotidianas. Esta "*utopia crítica*" deve elaborar projectos informados pelos processos que tentamos transformar. Opõe-se tanto ao voluntarismo sem suporte teórico como ao "fatalismo banqueiro", que não consegue pensar num mundo diferente daquele que tem no bolso. Os intelectuais, em vez de "*consertarem a loiça que os economistas partem*" (Bourdieu), devem assumir um papel de liderança nestes debates. E, sem se tornarem messiânicos, cada um a partir do seu local de trabalho.

Como cidadãos, estamos **numa** catástrofe social, tentando resolvê-la. Como psicanalistas, estamos **perante uma** catástrofe social, oferecendo as nossas ferramentas. Porque se trata de uma "*catástrofe*" e não de um "trauma"[13] , uma teoria traumática simplista que elimina a recursividade na causalidade psíquica seria insuficiente. Não será idealismo pensar o mundo fantasmático sem ter em conta as reactualizações que a realidade material gera sobre a realidade psíquica? A prática transforma-se neste contexto. Ela deve ser transformada. Numa sociedade como a argentina, onde as instituições estão a desmoronar-se a um ritmo vertiginoso, algumas terapias psicanalíticas têm de assumir a contenção deixada vaga pelo desmantelamento do Estado. Mas temporariamente. Fala-se tanto de roubo que talvez, atordoados, não nos apercebamos de que o futuro está a ser roubado.

Com Freud morto, com outros paradigmas e sem as neuroses como único referente, a psicanálise não está órfã, mesmo que tenha de complexificar a metapsicologia de Freud e ficar apenas com o que é atual (um exemplo entre muitos: a coexistência da angústia de castração com angústias que exprimem uma labilidade das fronteiras entre o ego e o objeto para dar conta da patologia contemporânea do narcisismo)[14] .

A psicanálise foi e é sobretudo uma terapia. Ela é também muitas coisas. Mas as suas extensões desmoronam-se sem o apoio da prática. Quem pode sustentar,

---

[13] Lewkowicz (2002) diferencia trauma, acontecimento e catástrofe. Por um lado, o trauma refere-se a um estímulo excessivo que não pode ser captado pelos recursos anteriores. Se o trauma não implica nenhuma alteração radical no jogo interno da lógica que afecta, o acontecimento exige-o, produz-o, funda-o. Por isso mesmo, o acontecimento exige uma transformação subjectiva. Por isso mesmo, o acontecimento exige uma transformação subjectiva para ser tomado. O acontecimento não se reduz à pura perplexidade perante o inédito; trata-se da capacidade que o inédito tem de transformar a configuração que por ele foi perplexa. A catástrofe é pensável como uma dinâmica que produz desmantelamento sem instaurar outra lógica diferente mas equivalente na sua função articuladora. Assim, o que é decisivo na causa que desmonta é o facto de não se retirar; esta permanência torna-a um obstáculo à recomposição traumática e à eventual fundação.

[14] Ver capítulo sobre organizações *de fronteira*.

diante de pacientes que não são candidatos, nem analistas, nem crentes, uma arrogância autossuficiente, uma postura oracular, uma assimetria lida sabe-se lá em que livro? E repito, porquê? De que análise pessoal provêm eles, mas sobretudo as suas posições? De que supervisões? O que é que isso tem de freudiano? Ou mesmo psicanalítico ou terapêutico?

As janelas e as mesas mostram uma produção escrita que reverbera. As novas gerações lêem pouco? É-lhes oferecido algo que tenha em conta a sua praxis? Por vezes, a leitura, dececionante, é abandonada. Por vezes, a leitura, desiludida, é abandonada. Por vezes, é abraçada como um teoricismo. O que é ainda mais grave: este teoricismo torna-se dogmatismo. O dogmatismo produz um desinvestimento do tempo futuro em favor da idealização de um projeto já realizado por outro, consumando um desejo de morte que diz respeito ao pensamento. Não há outra verdade senão a que é dita em nome do texto pelo seu intérprete qualificado. E, claro, idealizar um outro (sujeito, grupo, texto) que possa encarnar o eu ideal tem benefícios secundários: evitar o luto e o trabalho. Trabalho que nem sempre é coroado por uma produção.

Lutando contra o desconhecido, o proto-homem foi-se tornando cada vez mais hominizado, até se transformar no orgulhoso *homo sapiens*. Criou ferramentas, domesticou o gado. Teve de sair para o exterior para tornar a caverna cada vez mais habitável. Teve de vencer o medo que o fazia refugiar-se em certezas *"teóricas"*. No estado beatífico da certeza "teórica", o universo concetual impõe a sua própria idealidade à prática. Sem se aperceber, a aprendizagem torna-se repetição. E não há vacinas. Sim, precauções, como contrastar teoria e prática, em nós e nos nossos autores. *"Aquele que na controvérsia de opiniões invoca a autoridade, usa a sua memória, não o seu entendimento"* (Freud, 1910).

No conhecimento dogmático, a teoria é fetichizada, e a sua relação com o objeto que pretende teorizar é secundária, uma vez que a relação com os destinatários é primordial. O hermetismo mascara as suas deficiências e assegura o duplo movimento de seleção e exclusão[15] . Prevalece a ideia de um saber reservado, inacessível a não ser por um pequeno grupo, escolhido ou auto-escolhido como guardião do texto. Qualquer "fuga" teorizante que evite o teste da prática, qualquer enunciação que assuma a modalidade da certeza, conduz inevitavelmente à mistificação.

Vou citar muito Castoriadis, Atlan, Morin. Eles trazem uma nova noção de "organização" que implica a construção, a produção e a reprodução da ordem e da

---

[15] O hermetismo é a trituração dolorosa e laboriosa da expressão para que adquira a aparência de profundidade. É a impostura e a camuflagem do vazio. Nenhum grande pensador jamais foi hermético. Aristóteles e Hegel, por exemplo, são difíceis mas não herméticos (Castoriadis, 1977).

desordem, onde a visão estruturalista, hipotecada à ideia de ordem, tinha acabado por reduzir a organização à ordem. Uma organização constitui e mantém um todo que não pode ser reduzido às suas partes, porque tem qualidades emergentes e porque implica uma retroação das qualidades emergentes do "todo" sobre as partes.

E o que é a atualidade senão uma organização?[16] Como tal, não pode ser reduzida à organização de nenhum dos subsistemas, sendo um produto, um produto transitório, da interação. As instâncias são distinguíveis mas não independentes. As suas propriedades e o seu significado são adquiridos através da interação no conjunto. São historicamente constituídas, sim, mas persistem como uma totalidade contraditória, uma pluralidade, um magma[17].

A psique é um sistema aberto, auto-organizado, em permanente troca com o exterior. A abordagem ao tema não pode ignorar a sua heterogeneidade de inscrições e memórias, bem como a articulação e combinação de força e significado, de representações e afectos.

Freud, a partir de 1920, opõe as pulsões de vida e de morte. Já não são as pulsões sexuais, mas as pulsões de vida que se confrontam com as pulsões de morte. As pulsões de vida reúnem as pulsões de auto-preservação e as pulsões sexuais (de objeto e narcísicas). O seu objetivo é encontrar soluções de compromisso que tenham em conta as exigências contraditórias entre a auto-preservação, a libido de objeto e a libido narcísica, tendo como antagonista as pulsões de morte mudas.

"Encontrar *o objeto é reencontrá-lo*". Se, em vez de isolar a frase, a colocarmos no contexto dos escritos de Freud, é impossível pensar que o objeto é sempre o mesmo. Eros não é senão a procura de novas relações e, portanto, de novos objectos. As "*novas relações*", nas palavras de Freud, não são uma mera reactualização das relações já existentes na infância. É claro que algumas pessoas têm uma conceção nostálgica do desejo[18], ou o sentimento de que o futuro está no passado, mas esta conceção ou sentimento também pode ser psicanalisado.

"O objetivo de Eros é produzir unidades cada vez maiores e assim conservá-las, ou seja, uma ligação". Esta definição tem três aspectos: 1) a conservação como um dos objectivos; 2) o seu carácter expansivo, que consiste em criar "*unidades*" cada vez maiores; 3) a ligação, que sustenta tanto a conservação como o carácter expansivo. Um paradoxo: a conservação realiza-se através do carácter criativo. Com a expansão, a pulsão de morte é "neutralizada" pela composição de formações psíquicas mais complexas. Esta complexificação é a capacidade de vinculação. A

---

[16] É só fundando a sua tópica que Freud postula a irredutibilidade do conflito e pode pensar as formações de compromisso no triplo registo da metapsicologia. Ver capítulo V.

[17] Castoriadis chama "magma" a um modo de coexistência de fragmentos de organizações lógicas múltiplas, mas não redutíveis a uma única organização lógica.

[18] Deleuze diferenciou o desejo como recuperação (a ideologia da falta) e o desejo como produção.

pulsão de morte utiliza a desvinculação para atacar a organização e a coerência. É através da criação de vínculos que a pulsão de vida se opõe à pulsão de morte (Rosemberg, 1997).

Uma fusão pulsional bem sucedida consegue a permanência do passado no presente, tornando possível a historicidade da vida psíquica, ao contrário de uma renovação que não preserva nada do passado[19] . A ideia de que todas as pulsões são conservadoras baseia-se na termodinâmica dos sistemas fechados. Nestes sistemas, o destino é sempre o regresso a um estado anterior. Mas, para a biologia contemporânea, todos os sistemas vivos tendem a afastar-se do equilíbrio para um estado de entropia mais baixa através da auto-organização.

A crítica do determinismo leva-nos a pensar em séries complementares, diferenciando as potencialidades abertas desde a infância e liberta-nos dos preconceitos fatalistas. Postular um determinismo causal absoluto de tudo o que acontece no universo (em que tudo o que não é determinável não é mais do que um ainda-não-determinável, um ainda-não atribuível à nossa ignorância) implica postular que todos os fenómenos podem ser previstos. Tal determinismo assume que o acaso não é mais do que uma ilusão devida à nossa ignorância passageira ou teimosa de um determinismo oculto.

O sujeito não é uma substância, mas um devir em interacções. As noções de história e de ligações são os pilares fundamentais para a construção de uma nova perspetiva transformadora da nossa experiência do mundo, não só concetual, mas também sensível. Das ciências da conservação às ciências da criação: a noção de história está intimamente ligada à de criatividade. Libertas do determinismo clássico, as teorias actuais abriram espaço para a diferença como fator de criação e de mudança. A história não é uma mera repetição, nem um desdobramento do que já está contido no passado; inclui acontecimentos que não estão predeterminados: o ruído, o acaso, o outro, o diferente são as fontes da novidade radical e as vias para o aumento da complexidade, e não meros "defeitos negligenciáveis". Não existem apenas sistemas fechados próximos do equilíbrio, mas também sistemas abertos para os quais o equilíbrio significa a morte (Najmanovich, 2001).

A estabilidade psíquica tem de ser reconstituída a cada momento, de acordo com as condições económico-dinâmicas que surgem e desaparecem constantemente. Freud intitulou uma vez um capítulo *"Vassalagem do ego"*. Mas antes e depois, o ego de Freud não é exatamente um escravo, mas o resultado de transformações permanentes de uma psique aberta, tanto para o mundo interior

---

[19] *"A oposição que assim surge entre a tendência de Eros para a extensão incessante e a natureza conservadora universal das pulsões é notável e pode tornar-se o ponto de partida para uma investigação mais aprofundada"* (Freud, 1920).

como para o exterior. O conceito do eu desafia o pensamento e o tempo. É uma fonte de alimento para a reflexão. Devido à sua complexidade, parece incompreensível. Por isso, opta-se por uma parte dele. Ou, sendo demasiado abrangente, acrescenta-se-lhe uma parte, por exemplo, um eu-próprio como instância representativa dos investimentos narcísicos. Os aplausos e as vaias disfarçam mal as posições preconcebidas. Mas a polémica continua: Eu-função versus Eu-representação. O *"versus"* não estava na versão de Freud.

Para enfrentar situações que o fariam reviver seu desamparo primordial, o ego apela para o signo da angústia. Angústia pela irrupção do inconsciente, angústia real e angústia pela perda do amor do superego. Assim acossado, o ego produz sonhos e sintomas. Os sonhos satisfazem o desejo sem ter em conta a realidade; os sintomas satisfazem o desejo e o superego, e por vezes também o ideal. Mas a realidade é reintroduzida por meio de um benefício secundário. Não é raro que o eu atormentado, o eu "esmagado", consiga transacções satisfatórias tanto nas suas actividades como nas suas relações com os outros.

O ego de alguns pós-freudianos assemelha-se ao dos pré-freudianos, com as suas pretensões de totalidade. Freud apresentava-o como uma instância que sublinhava a sua dependência de vários mestres (ego, superego, realidade). A ideia de uma estrutura que põe em jogo subsistemas contraditórios está agora a dar lugar à procura de uma apreensão global. E o inconsciente? Cada vez mais, ele é concebido como independente de qualquer fonte pulsional. Cada vez mais, o *eu substitui* o ego freudiano, e não apenas para os partidários de Kohut. O tempo do Outro já não tem especificidade. Há apenas um tempo supostamente comum ao analisando e ao analista. As interpretações tornam-se anti-históricas. Este tempo "intemporal" exige *"uma reflexão sobre a causalidade histórica que está notavelmente ausente do debate, tanto em França como noutros países. A interpretação fecha o analisando na atualização pura e simples da relação imediata com o analista. E se, por esta via, a sugestão regressasse, de forma sub-reptícia?"* (Green, 2000).

Finalmente, a complexidade do narcisismo[20] foi respeitada, quer a teoria da complexidade seja ou não mencionada. A noção de narcisismo trófico foi aceite. Graças ao seu aspeto trófico, o ego mantém a coesão, a estabilidade (relativa) do sentimento de si e a valorização do sentimento de autoestima. *Da escolha narcísica à organização psíquica*": o objeto transforma-se em sujeito através das vicissitudes das pulsões e do seu devir identificatório.

A noção de narcisismo ainda tem algum vigor. A concetualização da relação de oposição entre o eu e o objeto é inevitável. E uma reflexão sobre o narcisismo

---

[20] Ver capítulos VI e VII.

é também uma reflexão sobre o sujeito. O sentimento de autoestima é tributário de uma história (libidinal e identificatória), de conquistas, de laços, bem como de projectos que, a partir do ideal, indicam um caminho a seguir.

A economia narcísica, para manter um sentido de identidade e regular a autoestima, lida com uma representação flutuante do eu. O analista está atento à intensidade das flutuações, bem como aos recursos com que cada sujeito se apoia narcisicamente nos objectos, nas realizações e na sua história identificatória.

Para que a minha análise não fique completamente afastada do que é partilhado e partilhável, entre outras acções, publico. Publicar é combater uma certa solidão[21] a que o nosso trabalho nos confina. E receber respostas.

Uma teoria complexa exige uma recriação intelectual constante. A simplificação tecnológica retém apenas o que é operacional, tornando-se assim um livro de receitas técnicas. Já disse que não havia vacinas contra o dogmatismo, apenas precauções. Aqui acrescento mais uma: cuidar das novas gerações, gerar espaços de produção onde desde o início os "*aprendizes*" se convertam em produtores e protagonistas do avanço da psicanálise[22] . Todo analista deve preservar sua eterna condição de aprendiz, de alguém que descobre o quanto é difícil transferir as ferramentas da clínica para a escrita e o quanto é difícil pisar em terreno firme na leitura e que a grama volte a crescer. Publicar é abrir brechas, criar alternativas. Ao passar da prática à escrita, expomo-nos, procuramos sair da claustrofília clínica e arriscamo-nos ao abandono. Através da inscrição cultural da escrita, aspiramos a uma outra intelegibilidade, mais social do que privada. A publicação implica uma exigência de rigor diferente da que reina na prática (Mauer, Moscona e Resnizky).

Um psicanalista é uma trajetória e não alguém com privilégios especiais. Ele analisa. Lê. Processa as suas leituras. E, claro, pratica. Pratica a clínica e a teoria. Por vezes, a supervisão e o ensino são um bónus adicional. Ele ouve com atenção flutuante, nem totalmente passivo nem totalmente desinformado. Dia após dia, ela processa as suas leituras, a sua experiência clínica, a sua própria análise, a sua participação em vários colectivos, torna a sua escuta mais complexa, assediada por ortodoxias e espontaneidades. A teorização pode tornar-se tão consciente, tão sistemática que deixa de flutuar. E o espontaneísmo não implica geralmente espontaneidade, mas o contrário: um comportamento previsível, não menos rígido

---

[21] Solidão, que também esteve presente na escrita e que foi tornada mais tolerável pelas observações de Ricardo Bruno e pela constante dedicação de Griselda Pereyra na leitura dos rascunhos. Para quem quiser enviar comentários, perguntas, objecções, os meus *e-mails* luishomstein@ciudad.com.ar. Essas ideias, em todos os seus estados, serão bem-vindas.

[22] *"Balzac dizia que as solteironas substituem os sentimentos pelos hábitos. Do mesmo modo, os professores substituem as descobertas por lições [...] Para ensinar os alunos a inventar, é bom dar-lhes a sensação de que poderiam ter descoberto"*. (Bachelard, G.)

do que a teorização, apenas anti-teórico. Na sua investigação, o psicanalista pode privilegiar certos aspectos da teoria. A prática, por outro lado, obriga-o a investir a totalidade da clínica. Esta atenção flutuante é a condição prévia para uma interpretação a salvo de um saber preestabelecido, de uma mera "aplicação" da metapsicologia.

Se aceitarmos que é aberto, o psiquismo do analisando é um enigma. E, nesse sentido, o analista também está exposto, exposto ao enigma, que ele deve elucidar por meio de construções "teóricas" sucessivas e sempre fragmentárias. Exposto à totalidade do psíquico, tentando preservar a coexistência entre o conhecido e o desconhecido, entre o necessário rigor do pensamento teórico e a livre disponibilidade da atenção flutuante.

CAPÍTULO 1 INTERSUBJECTIVIDADE E TERAPIA PSICANALÍTICA: DESAFIOS ACTUAIS[23]

Na Argentina, a psicanálise se consolidou e adquiriu certa respeitabilidade, talvez porque muitos psicanalistas tenham levado a *"boa nova"* à universidade e aos hospitais. Além disso, eles foram membros ativos da cultura, contemporâneos de seu tempo. Não se limitaram a ser psicanalistas-rentistas, recortando cupões da Freud Company. A psicanálise, sendo uma psicoterapia, é mais do que uma psicoterapia. Um enorme capital acumulado, mas não passivo, mas em permanente investimento produtivo, que por vezes é sobredimensionado, como há uns anos atrás o negócio da Internet.

A "burocracia" nem sempre é "uma administração ineficaz devido à burocracia, à rigidez e às formalidades supérfluas". Por vezes, é a *"organização regulada por normas que estabelecem uma ordem racional para distribuir e gerir os seus próprios assuntos"*. Nesse caso, não falaremos do psicanalista burocrático, mas do psicanalista de rotina. Ele trabalha sem muita inventividade. Normalmente não se apercebe que à sua volta o stencil foi substituído pela fotocopiadora, a máquina de escrever pelo computador, a ventoinha pelo ar condicionado. E se repara, pode não reparar que ele próprio vai ser substituído, e antes da reforma (raramente com o subsídio de desemprego). Tornou-se um profissional. É humano, quer viver **da** sua profissão, não tanto **para a sua** profissão. Quer continuar a sua rotina, freudiana, kleiniana, lacaniana, o que for. Admite muitas vezes, com falsa modéstia: "Não *sou Freud, nem Klein, nem Lacan. Não me cabe a mim produzir nada de novo"*, sobretudo quando é encurralado pelo facto de Freud ter sido contemporâneo do seu tempo, de ter tentado incorporar a ciência do seu tempo. Como se fosse possível analisar sem estar disposto a escutar o não escrito, a pensar o não pensado.

A sociedade uruguaia, a sociedade argentina, as instituições, as teorias, para não falar da nossa própria vida, são organizações. E uma organização que não pode ser perturbada por novos ruídos caminha para a extinção, segundo o princípio da entropia, ainda vigente. As instituições psicanalíticas, se se fecharem em si mesmas, apenas para defender interesses corporativos ou uma "identidade" analítica, perdem a sua produtividade. As teorias, incapazes de se abrirem a novas aquisições de conhecimento, deixam de ser teorias e tornam-se restos fósseis, peças de museu.

Todo o conhecimento, na medida em que se torna conhecimento instituído, traz em si o germe da sua própria esclerose. Uma historicização e atualização dos fundamentos para os problematizar e renovar significa que o instituinte

---

(Castoriadis) se repercute na prática e que a prática volta a agir sobre os fundamentos. O risco de fundamentalismo está sempre presente.

Não há dúvida de que os modelos científicos actuais fornecem à psicanálise metáforas que nos permitem representar os processos psíquicos de uma forma diferente. Elas estão aí para quem quiser aproveitá-las. A ciência descreve o mundo de forma diferente da que descrevia quando Freud produziu a sua obra. O foco está agora no imprevisível. Esta reviravolta do conhecimento está a deslocar-se da física para as ciências biológicas e humanas. Na física, os sistemas complexos tornaram-se o foco da investigação. Na termodinâmica, os sistemas fora do equilíbrio foram privilegiados. Na biologia, a teoria dos sistemas auto-organizados que produzem ordem a partir do ruído. O psíquico inclui um nível de complexidade ainda mais elevado. E estou a tentar pensar convosco como a representação do homem muda, fora e dentro do consultório. No século XVIII, a metáfora predominante era um mecanismo de relógio; no século XIX, uma entidade orgânica; e no final do século XX, um fluxo turbulento.

Eles revelam à psicanálise, entre outras coisas: o determinismo, o acaso, a complexidade, os sistemas abertos, a auto-organização. Desvendam-na e fazem-na sair do seu sonambulismo.

A imersão no novo deixa-nos inquietos, viola as nossas rotinas. Mas, para além de nos inquietar, faz-nos trabalhar, fornece-nos metáforas. "Metáforas fecundas, mais do que modelos. Metáforas que nos confrontam com as coisas. E nesse fazer das coisas (*"mal, mas fazendo-as"*, dizia Sarmiento) podemos extrapolar, descontextualizar, cair em algum isomorfismo[24] . Porque pensar e psicanalisar são tarefas de alto risco.

Qual é a inserção social da psicanálise atualmente? Qual é o seu papel nos hospitais, na segurança social, nos seguros de saúde e qual é o papel dos hospitais, da segurança social, dos seguros de saúde na vida de um psicanalista? E o que acontece nos nossos consultórios, com quantos dos nossos pacientes fazemos psicanálise *"ortodoxa"* se descontarmos os *"candidatos"* e aqueles que, sem estarem filiados em instituições, são analistas em formação? (Lerner).

Do casulo para as bordas

Há pioneiros. Há a *"psicanálise de fronteira"*, que conquista territórios. E há psicanalistas arrogantes, que ficam presos em seus lugares. Há, então, uma *"psicanálise retraída"*, voltada para dentro, casta e arrogante, como se estivesse em segundo plano. A psicanálise retraída age como se não tivesse nada de

---

[24] É preciso ter cuidado, pois o exagero do papel das metáforas científicas nos assuntos humanos tem causado muitos danos. As metáforas devem ser usadas apenas como próteses para a imaginação, como fontes de inspiração (Murray Gell-Mann).

importante a aprender, que no máximo basta rever, que o psiquismo humano é sempre o mesmo e que a psicanálise já disse a última palavra. É por isso que ele é insolente. Assim, as discussões são acaloradas mas burocráticas. Tendem a concentrar-se em saber quem são os verdadeiros administradores de Freud, Lacan, Klein. Os de outra paróquia raramente estão na plateia. Há um monólogo, por vezes com a participação de extra-partidários, sobre a formação dos analistas, sobre as filiações institucionais, sobre a "identidade", sobre as filiações analíticas. (Claro que nem todas as instituições, nem todos nós, nem todos nós, nem sempre, somos apenas retirados ou apenas na fronteira).

O que é que um psicanalista faz no seu gabinete? Descobriremos através de um relato, a única forma de saber o que se faz entre quatro paredes: relatos de um psicanalista que analisa ou supervisiona, relatos de reuniões clínicas, escritos sobre a prática. Os mais talentosos, os mais esforçados diferenciam-se pelas suas práticas e/ou pelas suas produções. Os outros diferenciam-se pelos seus emblemas e pelos seus pontos fortes. As "teorias", quando são manipuladas e congeladas para preservar a identidade, são apenas *palavras-passe*, como se diz atualmente. E quem é que precisa de confirmar a sua identidade? Aquele que não quer ou não consegue fazê-la navegar, seja porque a identidade naufragou, seja porque lhe dá tonturas, agorafobia, qualquer atividade fora de portas. Fragilidade narcísica? Exacerbado, este narcisismo assume um carácter paranoico: para se sentirem analistas, têm de "provar" que os outros não o são. Conservam um casulo protetor.

No entanto, há muitos rebeldes silenciosos, aqueles que não se alinham, mas que, por não serem bombásticos nem pedantes, às vezes falam e não são ouvidos, e às vezes não falam, inibidos. Mas como não são bombásticos nem pedantes, às vezes falam e não são ouvidos, e às vezes não falam, inibidos. Porque não legitimar as suas práticas e as suas teorizações? São eles que fazem a verdadeira psicanálise, a psicanálise dos consultórios, dos hospitais e de outros centros de cuidados. Felizmente, houve e haverá *"psicanalistas de fronteira"* que renunciam ao conforto do casulo.

Estes, os mais intrépidos, são rotulados de *"contestacionistas"* ou *"heterodoxos"* (ou melhor, os *"ortodoxos"* chamam-lhes assim). Mas chega de rótulos. Vejamos o que eles fazem. Modificam o enquadramento, modificam o estilo interpretativo, porque nas suas navegações estão geralmente longe dos portos onde as bússolas (e os manuais) enlouquecem. Nos portos, é claro, são dados à teorização, para dar conta do alto mar e das tempestades. Viagens através de organizações narcísicas e de *fronteira*[25] e sofrimento em todas as suas latitudes, para as quais nem sempre existem mapas. *A tarefa nestas margens não é apenas*

---

[25] Ver a segunda parte deste livro.

recuperar o que existe, mas produzir o que nunca existiu. Tudo isto sem recorrer ao banal, a denominações do agrado de certas instituições, por exemplo a da *"psicoterapia analítica"*, como se a turbulência pudesse ser explicada pelo joker fácil da cara e do seco, ou pela antiquada oposição ouro-cobre. O que deveria ser um debate produtivo sobre as práticas (note-se o plural) é reduzido a interesses corporativos e burocráticos.

Antes de abordar o tema das "psicoterapias" e uma delas, a "psicoterapia psicanalítica", vou deter-me um pouco na palavra "psicanálise". É o substantivo que dá origem ao adjetivo desta última. Como qualquer grupo político, a psicanálise tenta ser vista pelos outros como uma frente, se não monolítica, pelo menos unida. Mas o nome psicanálise reúne práticas heterogéneas.

O *"ortodoxo"* já não aproxima os psicólogos do ego e os franceses. Os kleinianos, que se consideram o bastião do enquadramento freudiano, não são de modo algum considerados ortodoxos pelos outros. Os lacanianos (embora no início tenham defendido um *"regresso a Freud"*, que acabou por se tornar um mero *shibboleth*) afastaram-se cada vez mais da técnica freudiana. As críticas proliferam: *"ortopédico e conformista"* (para os americanos); *"maternalismo abusivo"* (para os ingleses); *"culto do desespero"* (para os lacanianos), *"tentação teórica"* e *"distanciamento da prática"* (para o resto dos franceses).

[26]Uma caraterística perturbadora das seitas analíticas é o facto de as suas crenças teóricas (sejam elas Hartmannianas, Kleinianas, Lacanianas ou Kohutianas) impedirem os seus adeptos de se interessarem pela investigação de outras escolas. Nestes grupos, os *"livres-pensadores"* correm o risco de serem excomungados; o terrorismo intelectual assume o aspeto de perseguição religiosa daqueles que se atrevem a desafiar a doutrina sagrada (Mc.Dougall, 1998).

A marca registada *"psicanálise clássica" é uma* tentativa nada inocente de monopolizar os tratamentos. Mas é enganadora: o que é *"clássico"*? Dom Quixote é um clássico. O romance que todo o homem culto *deve* conhecer e do qual nenhum romancista pode prescindir. Mas desperta pouco entusiasmo no leitor comum. E

---

[26] Uma das características das seitas é o uso do jargão: *"aquele que domina o jargão não precisa de dizer o que pensa, nem sequer de o pensar corretamente, está dispensado disso pelo jargão, que ao mesmo tempo desvaloriza o pensamento" (Adorno). Recordemos a afirmação de Winnicott (esse "livre-pensador")* a Melanie Klein. *"Pessoalmente, penso que é muito importante que o seu trabalho seja reenunciado por pessoas que fazem as descobertas à sua maneira e que apresentam o que descobriram na sua própria linguagem. Só assim é que a língua se mantém viva. Se estipularem que, no futuro, apenas a vossa própria língua deve ser usada para a enunciação das descobertas de outras pessoas, a língua tornar-se-á uma língua morta, como já se tornou na Sociedade [...]. As suas ideias só subsistirão enquanto e quando forem redescobertas e reformuladas por pessoas originais [...]. O perigo é, no entanto, que o círculo se transforme num sistema baseado na defesa da posição conquistada pelo autor original, neste caso tu próprio [...]. Tu és o único capaz de destruir esta linguagem chamada doutrina kleiniana e kleinismo"* (Winnicott, 1987). Os jargões têm sido uma constante na história da psicanálise (no próximo capítulo referir-me-ei ao *"efeito Lacan"*).

eu estou à procura de uma psicanálise para o homem comum. Não tanto para o crente que exige um ritual, mas para o doente, puro e simples, que é (como a pulsão) uma exigência de trabalho.[27]

A psicanálise *"pura"*, *"ortodoxa"* ou *"clássica"* revelou-se reducionista. Considera que apenas *alguns* seleccionados, *"alguns felizes"*, são adequados para análise. Não há divã para os outros. Privilegia a identificação com certos aspectos de Freud: o cirurgião mais do que o lutador, o espelho indiferente mais do que o arqueólogo apaixonado, o metapsicólogo rigoroso mais do que o militante cultural que escreveu "*O Moisés*" e "*O Futuro de uma Ilusão*". Ele propõe um psicanalista *"objetivo"*, impassível, espetador de um processo *"standard"* que se desenvolve segundo etapas previsíveis. Esta psicanálise *"pura"* foi apresentada como o garante da ortodoxia freudiana. Se aplicássemos a nós próprios as técnicas severas que tendemos a aplicar aos outros, tratar-se-ia de uma mera "idealização" retrospetiva, sem qualquer fundamento nos escritos de Freud e muito menos na sua prática.

Volto ao CD de Freud e descubro que a tradução inglesa não usa a palavra *"ortodoxo"* uma única vez. E o que é "ortodoxia" para o dicionário: *"Conformidade com o dogma católico; em relação a qualquer doutrina, conformidade com ela"*.

Que discordância entre o que se entende por *"ortodoxo"* e a atitude de Freud! Freud não propõe um ativismo, mas uma atividade. A ortodoxia é definida pelas correntes que hegemonizam a psicanálise numa determinada época e numa determinada região.[28]

Rosolato distingue cinco eixos teóricos: tecnológico, idealodedutivo, logodinâmico, negativo e transgressivo. Esses eixos conduzem a práticas diferentes. Na psicanálise clássica americana, prevalece o eixo *tecnológico*. O analista é posicionado como um técnico que, através de uma sistematização exaustiva das variáveis, aspira a imitar protocolos de verificação importados de disciplinas vizinhas: medicina, biologia, física. A referência a ideais comuns é típica do eixo *ideal-duto*. A idealização é sustentada por intervenções enigmáticas e oraculares que deslizam para uma virtualidade contínua. O eixo *transgressivo* é constituído por correntes que modificam a conduta da cura. Algumas delas alcançam o reconhecimento. O transgressivo não aponta tanto para uma rutura com a técnica "*clássica*", mas para uma relação com as correntes hegemónicas de um determinado meio. As variantes da psicanálise *transgressiva* são técnicas activas,

---

27 Há anos que Roudinesco alerta para o risco de uma prática limitada à análise dos analistas.

28 Barthes refere-se - não sem ironia - à ortodoxia: "*Se se trata de uma doxa de direita, o privado sexual é o que mais expõe; mas se se trata de uma doxa de esquerda, a exposição do sexual não constitui uma transgressão: o privado - neste caso - é uma série de traços burgueses que contradizem o que se pode dizer, o que se espera que se diga*". Em psicanálise: o que é o inconfessável, e em relação a que ortodoxia? Qual é a doxa que prevalece atualmente? No nosso meio, ser freudiano é considerado pouco ortodoxo, não é paradoxal?

compensatórias e libertadoras. Ferenczi foi o precursor das técnicas activas, as técnicas compensatórias foram desenvolvidas por Winnicott, Balint e Kohut. Reich foi o pioneiro das técnicas libertadoras. Estes eixos não são "*desvios*", mas componentes do trabalho analítico. Cada analista deve elucidar a questão da sua adequação nos diferentes processos analíticos.

O mais analítico dos analistas, ou qualquer um de nós nos seus bons momentos, não se sente estrangeiro em fronteiras ou limites e atende pacientes singulares com práticas singulares, seja no hospital, seja no consultório. Inconsistências, incoerências e até "desvios" podem ser saudáveis.

Assumir a distância entre a prática ideal e a prática possível é assumir um hiato. É refletir sobre as operações teóricas e metodológicas que são postas em jogo na produção das várias situações clínicas (Ulloa). Não para as relatar em crónicas sórdidas ou vistosas, mas para as pensar: transformar um percurso prático em experiência teórica. Em vez de praticar teorias, teorizar as várias práticas em que estamos envolvidos[29] .

Temos uma teoria, um método e uma técnica, mas a metapsicologia freudiana limita-se a si própria ao circunscrever a irrupção da teoria na prática. O método não só recusa o conhecimento ao analisando, mas também ao analista (Laplanche). O psicanalista terá o cuidado de não tomar o desconhecido como conhecido. Teoricamente, esta é a contribuição da teoria da complexidade. Em vez de uma mente em branco, uma mente livre para investir cada processo analítico com o seu carácter único.

O início do tratamento é um trabalho partilhado, não isento de teoria, mas onde as referências teóricas podem ser um obstáculo. São necessários novos ouvidos para escutar a singularidade deste tratamento único, para escutar a atualização deste inconsciente. E se começo por onde começo, é porque em análise *"é preciso escutar coisas cujo sentido só mais tarde se discernirá" (Freud, 1912).* (Freud, 1912) Freud subordinou as regras técnicas a uma compreensão dos fundamentos. Em *"Conselhos ao médico sobre o tratamento analítico",* ele assinala que, enquanto uma certa parte do material for privilegiada (seja por causa dos problemas particulares do analista, seja por causa de seus interesses teóricos), corre-se o risco de nunca mais encontrar o que já é conhecido.

Para iniciar uma análise, deve haver um certo acordo entre analista e cliente sobre três hipóteses: a) que aquilo de que o entrevistado sofre tem uma causa

---

[29] Onde não existem diferenças reais de envolvimento prático e subjetivo, existem apenas diferenças imaginárias. Sem implicação prática, há apenas jogo especulativo. E, nestas condições, qualquer teoria torna-se uma doutrina, e as diferentes doutrinas valem o mesmo. Abre-se então um debate fastidioso sobre as formas de legitimação dessas doutrinas (Lewkowicz).

intrapsíquica ligada ao inconsciente. A interpretação que o consulente faz do seu sofrimento pode obedecer a uma causalidade projectiva, a uma causalidade somática ou a uma causalidade propriamente psíquica ("*o que me está a acontecer tem a ver com a minha história, com as minhas relações, com as minhas situações não processadas*"). O facto de atribuir uma certa causalidade ao seu problema é, se não determinado, condicionado pelo discurso cultural, e uma das questões a elucidar é esta pré-transferência em relação à análise e a sua relação com a procura; b) que a descoberta destas causas permitiria resolver o conflito de outra forma; c) que esta experiência analítica é capaz de se apropriar deste conhecimento sobre a sua realidade psíquica e lhe permitirá algum alívio do seu sofrimento (Aulagnier, 1977).

A prática nos limites do analisável

Os "*estados-limite*"[30] levam-nos a discutir os fundamentos do método não apenas em benefício dos "*estados-limite*". Combinar rigor metapsicológico e plasticidade técnica em vez de técnica rígida e confusão teórica sobre os fundamentos.

O modelo "*clássico*" rejeitava (e rejeita) qualquer envolvimento subjetivo do psicanalista. No entanto, os afectos do psicanalista podem ser utilizados para aceder ao inconsciente do analisando[31] . Aprendemos isto à medida que os psicanalistas pioneiros aumentavam o seu respeito pelos *"limites do analisável", à medida que o* campo do analisável e o interesse pela contratransferência cresciam. Na prática, surgiu a possibilidade de entender a contratransferência como uma criação. E surgiu também uma outra obrigação: se há um envolvimento subjetivo do psicanalista no processo analítico, convém assumi-lo e estudá-lo. A contratransferência é considerada como sinónimo de intuição e empatia. Não se sabe bem a partir de que fonte, se não da sua própria reserva inconsciente, o analista poderia livrar-se de uma escuta super-egoica ou apenas consciente para proceder à enigmática "*atenção flutuante*" com uma componente de distância, mas sobretudo de identificação, de intuição, de empatia (Kristeva, 1993).

É possível, é desejável, despojar-se do inconsciente? Poderá o psicanalista investir apenas a partir do eu? A psicanálise não pressupõe um eu autónomo nem

---

[30] Os " *estados-limite*" não são uma variedade clínica por oposição a outra (perturbações de identidade, neuroses de carácter, personalidade-como-ser, personalidades narcísicas, etc.), mas sim a fronteira da analisabilidade, em relação ao que se designa frequentemente por análise "*clássica*". Ver o capítulo sobre as organizações *borderline*.

[31] "*Através do seu envolvimento subjetivo, o analista multiplica as potencialidades e as disponibilidades de escuta, fornecendo uma caixa de ressonância (historicizada e historicizante) para a escuta*" (Hornstein, 1993).

um psicanalista que não seja, à sua *maneira*, um sujeito participante na situação psicanalítica. A assimetria é inevitável, mas também o é o compromisso mútuo. Não se trata de um paradoxo. A relação analítica caracteriza-se pela não equivalência, tanto no amor como no sofrimento. Um amor contra-transferencial não responde a um amor transferencial (se isso acontecer, o processo analítico é posto em causa). *A ética analítica implica fazer o analisando reconhecer que, uma vez ultrapassada a fase da lactação, nenhum outro sujeito pode tornar-se possuidor exclusivo dos objectos necessários à preservação da vida* (Aulagnier).

Muitos analistas analisam com os seus conflitos a reboque, diria mesmo todos eles. Dir-me-ão que sim, tudo bem, mas que é possível deixar os próprios conflitos na prateleira, que desde que eu supervisione, desde que o "*desejo de analisar*" predomine.... Dificilmente o fará "*sem memória e sem desejo*", com o único desejo de analisar. E se fosse esse o caso, teria de dedicar algumas contra-catexias aos outros desejos. Mais uma vez, abrem-se opções. 1. Fingir que nada está a acontecer e, nesse caso, é provável que nada esteja a acontecer, que nada esteja a ser dito. 2. Assumir que está a acontecer e passar a estudar o que está a acontecer.

Já alguma vez foi a uma *jam session*? Depois de tocarem para os seus fãs, depois de os servirem, os músicos de jazz tocam para eles, dando rédea solta à inspiração, à improvisação, precisamente porque são veteranos e não improvisados. Aí dão rédea solta à inspiração, à improvisação, precisamente porque são veteranos e não improvisados. A que ortodoxia, a que libreto pode o analista recorrer face a um "*estado limite*", a uma caracteropatia, a uma organização narcísica? O contrato analítico "*standard*" típico é improdutivo, porque deve considerar o paciente e o seu possível processo acima de um enquadramento universal. Mas talvez o analista de risco seja "cauteloso" na troca com os colegas da sua instituição e não fale das coisas que acontecem (para preservar a pureza da análise) e que depois acontecem sem os benefícios da troca e da teoria. Esta economia paralela, como é sabido, ocupa um lugar crescente na agenda dos analistas.

Tragam o doente que mudou para a clínica, para o hospital, para onde quer que seja, mas tragam-no. Não pela força (ele também não viria), mas pela oferta de análise. É muito infantil esperar pela demanda de análise, como herdeiros preguiçosos da oferta criada por Freud e todos os analistas de fronteira. E se eles vêm, é porque em princípio são tratáveis, e não digo analisáveis porque não quero abrir hoje a polémica sobre a analisabilidade, um assunto envolto em tantas histórias místicas sobre o fim da análise, as destituições subjectivas e a travessia de fantasmas. No passado, a estas pessoas era oferecido apenas um outro "cobre":

o psicofármaco[32] .

Os estados *limítrofes* e as organizações narcísicas são tratáveis. Os que aqui estão sabem-no.[33] Cada um de nós já tratou vários pacientes com estas características. Sabemos também que esta área de prática é menos trabalhada, por exemplo, do que a "*injeção de Irma*".

A lua está agora mais perto ou pode ser vista melhor? Terá havido mudanças na psicopatologia ou no tipo de pedido de ajuda? Na pós-modernidade, a tradição já não tem a força legitimadora que tinha, por exemplo, no tempo de Freud. O que é o direito atualmente? As certezas da tradição e do costume são rejeitadas. A identidade torna-se precária à medida que se perdem os pontos de referência. A subjetividade retira-se para um núcleo defensivo, tornando-se egocêntrica.

Não é preciso ser sentimental para observar as pessoas que são particularmente sensíveis aos fracassos, às afrontas e às desilusões. Não é preciso ser mãe para exercer a maternidade com estas pessoas. Os laços variam, mas o que é decisivo é o papel que o outro desempenha na preservação da identidade ou da autoestima. Duas questões as assaltam: *quem sou eu e quanto valho?* [34]

Não vos parece que a depressão se tornou, no final do século XX, o nosso principal mal-estar íntimo? Em que medida é que ela revela as mutações da individualidade? Kohut chama ao homem da modernidade o Homem Culpado. Ele era uma criatura dilacerada pelo conflito, esgotada pela tensão entre o permitido e o proibido. Mas se a neurose é o drama da culpa, a depressão é a tragédia da inadequação. O Homem Trágico é dilacerado por uma compulsão entre o possível e o impossível. Ainda há tragédias no século XXI. A depressão é o mediador histórico entre o homem conflitual, assombrado pela neurose, e o homem fusional, aparentemente leve, viciado em sensações para ultrapassar uma tristeza ou uma inquietação permanentes. Um sentimento de esmagamento em relação ao presente invade os espíritos.

A depressão é o ecrã do homem sem orientação, é a contrapartida do desdobramento da sua energia. A depressão é uma patologia da temporalidade e da motivação.[35]

---

[32] Gostaria de deixar claro que os medicamentos psicotrópicos me parecem ser um remédio necessário em muitas ocasiões. O que estou a criticar aqui é a substituição sistemática da terapia por medicamentos psicotrópicos.

[33] Estava a dirigir-me a uma audiência com anos de experiência clínica e teórica.

[34] Um erro comum é a unificação clínica do narcisismo e a tentativa de encontrar uma explicação metapsicológica universal para diferentes quadros clínicos. Propus eixos que, respeitando a sua diversidade, organizam a clínica do narcisismo segundo critérios metapsicológicos: do *sentimento de si* (perturbações borderline, paranoia e esquizofrenia); do *sentimento de autoestima* (depressão, melancolia); da *indiscriminação entre objeto histórico e objeto atual* (escolhas narcísicas, diversas funções do objeto na economia narcísica); do *desinvestimento narcísico* (clínica do vazio). Estes eixos não pretendem ser abrangentes, mas fazer justiça à complexidade das questões narcísicas (Hornstein, 2002).

[35] Voltarei a falar da depressão no capítulo 7.

O método do analista[36] deve incluir a iniciativa, a invenção, a arte. Na ciência clássica, o método é um conjunto de aplicações que tendem a colocar o sujeito entre parênteses, como se o observador pudesse ser eliminado para sempre. Supunha-se que os objectos existiam independentemente do sujeito. O sujeito era ou uma perturbação ou um espelho: um simples reflexo do universo objetivo.

A ciência clássica trabalhava na ilusão de que o observador podia ser eliminado para sempre, mas Heisenberg postulou as relações de incerteza que mostram que, se ao nível microfísico quisermos clarificar a nossa observação, intervimos com fotões que perturbam as partículas observadas. Há um limite a partir do qual o observador se torna uma intervenção perturbadora. Se isto é válido para a física, é ainda mais válido para o processo analítico.

Se a psicanálise não quer ser história antiga, tem de recuperar o atraso e olhar à sua volta. Problemas transdisciplinares e teoria da complexidade... Já abordei estas questões em *Narcisismo* e voltarei a fazê-lo neste livro (embora aspire a fazer algo mais: trabalhar certos conceitos). A título de ilustração, refiro a carreira de Murray Gell-Mann: embora fique na história como o autor, ou coautor, da ideia dos *quarks*, os constituintes elementares das partículas nucleares, nos últimos anos o seu trabalho na teoria da complexidade começou a ser conhecido. Acredita que as novas ideias surgirão da compreensão da razão pela qual o nosso universo é tão complexo e da aproximação entre a ciência do fundamental e a ciência do complexo. Postula que há duas maneiras de estudar o mundo: a maneira reducionista, em que se tenta decompor as coisas nos seus componentes mais elementares - os *quarks*, ou talvez as supercordas. A outra forma é reconhecer uma ciência da complexidade, com leis e princípios emergindo em níveis sucessivos. A estratégia implica a inclusão da incerteza e obriga-nos a abandonar o mau hábito de pedir receitas ao método.[37] Implica interrogar os diferentes contratos analíticos. Algumas cláusulas são essenciais e outras podem (e devem) ser modificadas em função dos aspectos "estruturais" e conjunturais do analisando. Se "vale tudo", é porque me estou a exprimir mal ou porque estou a ser mal interpretado. Há atitudes técnicas e teóricas incompatíveis com a psicanálise, que continua a ser um tema a repensar, ou mesmo a pensar pela primeira vez.

PSICANÁLISE E/OU PSICOTERAPIA

A letra *e* entre "psicanálise" e "psicoterapia" não deixou de gerar problemas. É necessário interrogarmo-nos sobre o sentido desta conjunção que, longe de resolver o problema, o congela. Como dizia Nietzsche, certos *"e"* são má lei. Por

---

[36] O método é o conjunto de procedimentos utilizados para descobrir a verdade ou para a provar no âmbito de uma disciplina, procedimentos esses condicionados pelo objeto de cada ciência.

[37] Um programa, por outro lado, só é útil quando as condições se mantêm inalteradas e sem perturbações. Um programa é algo que alguns implementam e outros obedecem, algo que se presta a "seguir a linha".

exemplo, quando se contentam com o eco sedutor dos termos que conjugam. Entretanto, o "ou" tem estado a exercer uma vigilância policial ao serviço de sabe-se lá que poder executivo.

Até a análise das palavras leva tempo. "*Psicanálise*". "*Psicoterapia*". Duas palavras, dois substantivos, masculino e feminino, literalmente neutros. Estou a tentar usar uma como adjetivo da outra: "*psicanálise terapêutica*". Uma expressão insuportável para alguns colegas, que não gostam de falar de "*cura*", e que dizem que a cura, se é dada, é dada por acréscimo. Uma mudança de adjetivo, e acabaremos por ter "*psicanálise terapêutica*", e depois teremos de aceitar diferentes adjectivos: sistémica, cognitiva, psicodramática, etc.

Tento agora uma palavra neutra: "*tratamento*". E proponho um objetivo partilhável, uma palavra não médica: não será o tratamento um encontro, se não com a Liberdade, pelo menos com uma liberdade maior?[38] A liberdade veio-me à mente quando pensei nas psicoterapias antes de Freud, tão distantes da noção de liberdade. Nessa altura, os psicólogos não eram psicólogos clínicos. Havia apenas psiquiatras e padres. Os psiquiatras mais fundamentalistas consideravam as pessoas com perturbações do humor como organicamente degeneradas. Por outras palavras, não consideravam que a perturbação fosse uma perturbação mental. E os psiquiatras mais subtis consideravam os histéricos como mentirosos. Os padres e os psiquiatras tentavam trazer as ovelhas desgarradas para o redil. A terapia sugestiva e a moralização eram hegemónicas. Cada uma, à sua maneira, tentava suprimir os sintomas sem os questionar. A terapia sugestiva, apelando ao poder que emana da transferência. A terapia moral, inculcando ideias consideradas superiores. Funciona (sim, no presente do indicativo, pois ainda é assim que funciona) através de conselhos, exortações e exemplos. Uma intervenção educativa que visa modificar as crenças e assim transformar a personalidade no seu conjunto.

Freud propôs a psicanálise como uma alternativa: descobriu que podia utilizar a sugestão para vencer as resistências e favorecer assim o trabalho analítico. E interpretou a transferência para eliminar, na medida do possível, o sugestivo. A sugestão é uma convicção "*que não se baseia nem na perceção nem no trabalho do pensamento, mas num vínculo erótico*" (Freud, 1921). Se a psicanálise fosse apenas ligação erótica, ela produziria sugestão, quase um feitiço. Se fosse apenas trabalho de pensamento, produziria intelectualização.

É no resgate da singularidade histórica que a psicanálise se diferencia das

---

[38] Freud argumentou que o efeito da análise "*não se destina a tornar as reacções patológicas impossíveis, mas a dar ao ego da pessoa doente a liberdade de decidir de uma forma ou de outra*" (1923).

terapias sugestivas e morais, que alguns acreditavam estar definitivamente derrotadas. *A psicanálise consiste em escutar o outro como outro*. O respeito aos marcos históricos tenta delimitar a alteridade. E, na prática, o lugar da história está relacionado com o lugar que damos à história na constituição do sujeito e com o facto de concebermos a transferência como um processo histórico. Está também relacionado com a concetualização que temos da história colectiva.

Quando inicio um tratamento, imagino um horizonte de objectivos desejáveis, tanto clínicos como metapsicológicos. Quanto aos objectivos, as formulações de Freud variam: tornar consciente o inconsciente, resolver as fixações, preencher as lacunas mnémicas, *"onde estava, devo tornar-me"*. E também os indicadores clínicos: *"desaparecimento dos sintomas, das inibições e da angústia"*, *"aumento da capacidade de desempenho e de gozo"*, etc. Estabelecer objectivos para mim próprio, ter em mente os objectivos de Freud, estar disposto a mudá-los, não me parece que isso me faça perder a atenção flutuante. Afinal, a atenção flutuante é atenção, não é estar no ar. É a espontaneidade de alguém treinado, marcado pela teoria, preparado para curar.

A cura visa modificar as relações intersistémicas singulares, e não preencher um ideal previsto e prefixado de um analisando modelo. As controvérsias sobre se a análise produz ou não modificações da *"estrutura"* são eternas. Eternas e improdutivas se não ficar claro do que estamos a falar. Há uma mudança de estrutura quando há uma transformação dinâmica e económica das relações do ego com o ego, o superego e a realidade externa. Como consequência desta mudança, surgem outros resultados para o conflito, o que modifica as formações de compromisso.

Este conceito, "formações de compromisso", adapta-se à minha clínica, talvez porque é simultaneamente clínico e metapsicológico. A maneira de compreender o conflito e, consequentemente, as formações de compromisso condicionam a prática. O sintoma, depois de Freud, não cega nem deslumbra como fazia e ainda faz na psiquiatria descritiva. Assim, o significado de um sintoma, de um traço de carácter, de uma inibição é abordado na perspetiva de toda uma vida e na trama do conflito que a origina. "História", "conflito", "formações de compromisso", "repetição", "sexualidade", "transferência". Se nos livros são conceitos, na minha praxis são pilares. Pilares do meu esforço de escrita, pilares da minha atenção flutuante, no consultório e fora do consultório, onde sou, mais do que nunca, transdisciplinar. Por causa deles, posso confiar na capacidade de inovação, de invenção das pessoas, que podem - através da simbolização historicizante que é a análise - libertar-se, e por vezes muito, da compulsão da repetição.

Em *"Prática e História da Psicanálise"* (1993), postulei protótipos de formações de compromisso: o sintoma, o sonho e a anedota. E disse que me dedicaria a estudar as séries da anedota: jogo, humor, sublimação, ligações actuais. A anedota é *"jogo desenvolvido"* (como Freud o caracterizou) por oposição a outras formações de compromisso em que predomina a repetição. A anedota supõe uma concordância psíquica com o outro, um prazer vindo do inconsciente, uma cooperação de sistemas.[39]

O estabelecimento de diferenças clínicas nos diferentes modos de resolução de conflitos fornece bases metapsicológicas para o estabelecimento de objectivos legítimos, internos a cada processo analítico.

Embora todos os analistas concordem que a tarefa analítica consiste em *"tornar consciente o inconsciente"* ou *"onde estava devo tornar-me"*. Como é que as entendemos hoje?

Nos seus primeiros trabalhos, Freud pensava que o acesso à consciência era suficiente para anular a eficácia do inconsciente. A partir de 1914, postulou que a insistência repetitiva do inconsciente só poderia ser contrariada, em parte, pela reelaboração. A partir de 1920, é a pulsão de morte que exige essa reelaboração.

O que é o inconsciente? Freud começou por o atribuir ao trauma. Em 1900 conceituou-o como um sistema. E a partir da segunda tópica, incluiu no inconsciente: os aspectos reprimidos e inconscientes do ego; o ego (inconsciente congénito) e o inconsciente do superego.

Os aspectos inconscientes do ego e do superego, e a introdução da compulsão à repetição para além do princípio do prazer, configuram uma teoria do conflito que ultrapassa o campo da oposição pré-consciente-inconsciente e obriga Freud a encontrar uma teoria do psíquico, onde o conflito entre instâncias possa ter uma representação tópica.[40]

"Onde ele estava, eu devo tornar-me". É no it que se aloja o novo dualismo pulsional: Eros e a pulsão de morte. Apesar da introdução do id, Freud privilegia na sua prática o inconsciente reprimido, que, tal como o sonho, só pode ser interpretado pelas associações do analisando.

Uma das dificuldades reside no facto de o "eu" significar coisas diferentes para diferentes pós-freudianos. Alguns autores sublinham um aspeto. Outros, pelo contrário, tentam completá-lo, acrescentando um eu-próprio como instância representativa dos investimentos narcísicos.

Poderíamos limitar-nos, como muitos, a um único eu. Ou poderíamos tolerar uma coexistência pacífica entre um eu-função e um eu-representação, renunciando à procura de articulação. Reduzida à sua função adaptativa implica negligenciar a

---

[39]Voltarei à anedota como protótipo de formações de compromisso no capítulo IV.
[40] Ver o capítulo sobre os temas freudianos.

sua dimensão historicizante, pensada como uma imagem enganadora implica subestimar a sua função dinâmica[41] . A duplicidade existe e é constitutiva do ego freudiano. E, neste caso, há mais do que uma oposição teórica, pois a bipolaridade é própria do ego.

O "eu" implica um trabalho de luto, de elaboração sobre as representações identificatórias. Seleccionará aquelas que lhe permitem prosseguir e consolidar a sua construção identificatória, articulando o ser e o devir. Colocará então à prova os seus desejos e afectos e empenhar-se-á nas suas acções, enunciando os seus próprios pensamentos e os seus projectos singulares. Pensar o eu como devir é colocá-lo na categoria do tempo e da história.

O efeito da interpretação é uma reorganização dos enunciados identificatórios através dos quais o eu se define como um eu passado, um eu presente e como o enunciador de um desejo relativo ao seu futuro. A recordação não procura re-produzir o passado tal como ele era quando estava presente. Recordar a partir da repetição é apreender a realidade histórica situada nas profundezas do passado como tendo sido um presente.

A violência primária permite que o eu se torne. A violência secundária, por outro lado, despoja a criança de qualquer futuro investível. "*Que tudo mude*": como proposta analítica, tenderá a despojar a história da criança, os seus referentes identificatórios, tudo o que faz do analisando um sujeito singular. A nossa tarefa é dar palavras ao afeto, permitindo-lhe encontrar a sua ancoragem no capital fantasmático que todo o sujeito possui. O nosso trabalho de intérpretes confronta-nos com o risco de uma violência secundária, seja por surdez, seja por nos atribuirmos um poder de transformação que ignora a especificidade desse sujeito (Aulagnier, 1975).

A interpretação, ao operar um deslocamento da causalidade, reorganiza o campo da significação. O seu objetivo é que o analisando consiga conjugar diferentemente os verbos ser (registo identificatório) e ter (registo de objeto). Para além do seu efeito pontual, implica um trabalho de diferenciação e de reorganização dos investimentos libidinais, ou seja, um processo de reelaboração. A interpretação tem como objetivo modificar a relação existente entre o ego e o resto do espaço psíquico (Hornstein, 2003). Os psicanalistas aprenderam a perceber quando o pensamento, o pseudo-pensamento, está ao serviço da resistência, não só no analisando. Chamamos-lhe "*racionalização*". O ato de interpretar não nasce apenas do encontro entre dois inconscientes, mas inclui a atividade de pensamento do analista, a sua consciência ligada tanto à sua própria problemática inconsciente como ao seu saber "*teórico*".A violência primária

---

[41] Ver capítulo seguinte.

impõe à criança certas denominações: as palavras devem ser atribuídas aos afectos. O trabalho analítico é inverso, pois o objetivo da interpretação é encontrar nestas exigências os conflitos que as originam.

A cura analítica tende a modificar a relação entre o ego e os retornos do recalcado de tal forma que as inibições, as defesas, as angústias, os sintomas e os estereótipos de carácter a que o paciente era obrigado a recorrer deixam de ter sentido. Cada sujeito "escolhe" desde o início da sua vida certos duelos, privilegia certos mecanismos de defesa, compõe uma realidade relacional. É a partir desta história que o analista tentará forjar uma nova versão sem substituir a história singular por uma história universal, supostamente fornecida pela teoria.

O objetivo do trabalho analítico é pôr em marcha e preservar um trabalho aberto de reinterpretação. Não só a transferência remete à história, mas a história é a história da transferência. *"O carácter do ego é uma sedimentação de investiduras de objeto resignadas, contém a história dessas relações de objeto".* (Freud, 1923)

Parafraseando, postularei que a realidade psíquica é a sedimentação da transferência produzida pelos objectos investidos, ela contém a história do que fomos transferencialmente para esses objectos.

Quais são os objectivos da terapia analítica? Mais verdade, mais realidade, mais simbolização, mais adaptação, mais reparação, mais sublimação, mais

onde estava:	**deve tornar-se:**
Thanatos	Eros
para além do princípio do prazer e do	o princípio da realidade
o mesmo princípio de prazer	
o objeto narcísico	a escolha do objeto objeto
repetição	recordação e reformulação
um fatalismo do destino	liberdade e criação
inibições, sintomas e ansiedades	sublimação e outras formas de envolvimento na série de piadas
introversão, regressão fantasmática e fixação	a investidura de objectos actuais
inibição	a ação específica
angústia	historicização da simbolização
o superego tanático da melancolia e da de masoquismo	humor
a representação da coisa	a palavra representação

sexualidade, mais liberdade, mais prazer, mais castração, mais "nada"; menos sofrimento, menos angústia, menos inibições, menos ilusões, menos sintomas, menos repetição (Hornstein, 1988).

A proposição de Freud: *"onde estava, tenho de me tornar"*. Vou parafraseá-la e ilustrá-la com um quadro.

Mera expressão do desejo? Para enfrentar situações traumáticas que o fariam reviver seu desamparo primordial, o ego tem à sua disposição o signo da angústia. Angústia diante da irrupção do inconsciente, angústia real diante da realidade e angústia diante da perda do amor do superego. Por vezes, o ego consegue transacções satisfatórias tanto nas suas actividades como no seu reencontro com o objeto.

Sob o termo "psicanálise" e mesmo sob o termo "freudianismo" existem muitas teorias/práticas diferentes. É verdade que, apesar das diferenças, nos entendemos falando da clínica?

Todos partem do princípio de que o resultado desejável de um tratamento é uma transformação do sujeito, embora cada um pense nisso de forma diferente:
-modestamente, como Freud o diz em *"Análise Terminável e Interminável"*, excluindo a análise *"completa"*;
criar um espaço de transição que favoreça o jogo e a ilusão (Winnicott);
-o aparecimento de um novo sujeito (Balint);
- adaptação na análise dos EUA;
-internalização transmutante (Kohut);
-acesso à posição depressiva (Klein);
-destituição subjectiva e travessia do fantasma (Lacan);
-trabalho subterrâneo de simbolização (Laplanche);
-reforçar a ação de Eros em detrimento de Thanatos (P. Aulagnier);
-nova relação entre a imaginação radical e o sujeito reflexivo (Castoriadis)[42]
.

A noção de cura é mal vista. Perto do fim da sua vida, Freud elucida os limites do poder da análise. Isso não tem nada a ver com a ideia, hoje tão difundida,

---

[42] O estabelecimento de uma relação diferente entre o consciente e o inconsciente deve conter, do lado da instância consciente, a reflexividade e a capacidade de ação deliberada. Isto não implica a *"tomada" do poder* pelo consciente, nem o esvaziamento do inconsciente. A atividade deliberada é, de um ponto de vista metapsicológico, a existência de uma quantidade de energia livre coordenada com a reflexividade. O que se procura é a emergência de uma subjetividade reflexiva capaz de quebrar a coalescência entre fantasia e realidade. A emergência desta subjetividade pode ser definida como o fim do processo analítico (fim nos dois sentidos da palavra: como fim e como termo). A reflexão é o esforço para romper o fechamento em que estamos necessariamente sempre capturados como sujeitos. Neste esforço, a imaginação desempenha um papel central, uma vez que o questionamento não é feito no vazio, mas requer a emergência de novas formas e figuras do pensável criadas pela imaginação radical (Castoriadis, 1997).

de que é desejável ficar indiferente aos resultados terapêuticos. O desejo de curar não está ausente na análise, mas colocado entre parênteses. Um analista não pode ficar surdo ao pedido de ajuda que se exprime em cada cliente.

Porque é que o analista deve ser dispensado de auto-avaliar o seu trabalho clínico em termos das realizações (em sentido lato) dos seus pacientes? Falemos sem medo do nosso "desejo de curar"! O sofrimento neurótico raramente se expressa como uma busca de liberdade ou de elucidação intelectual, e quase sempre como um pedido de ajuda. Que analista, por mais distanciado que seja, não ouve a insistência de certas defesas, fixações, inibições, angústias, sofrimentos não elaborativos, estereótipos caracterológicos? O trabalho analítico consiste neste trabalho interminável de luto do Édipo que testemunha, nas suas múltiplas formas, o desamparo radical: desamparo da prematuridade, desamparo face às exigências pulsionais, desamparo face à omnipotência do outro primordial.

A tarefa psicanalítica é libertar o ego dos obstáculos que lhe dificultam o investimento nas suas metas, metas com as quais administrar o seu património libidinal e recuperar o prazer, de modo a que ele seja, tenha e exerça essa função de antecipação do eu, sem a qual a sua relação com a temporalidade se desmorona. *"Superar a repetição é permitir ao sujeito sair do quadro que fixou para sempre a sua própria organização e abri-lo a uma verdadeira história da qual ele pode ser coautor. O mesmo acontece com o próprio analista. O seu trabalho não pode continuar a ser vivo e fecundo se, para além das defesas, resistências e couraças do paciente (e dele próprio), ele não conseguir vislumbrar algo da singular imaginação radical desse ser humano singular que tem diante de si. E isso reflecte-se no próprio analista, se ele for capaz de mobilizar os seus próprios enquadramentos, de escutar algo diferente e de pensar algo novo em que, através da interpretação, permite ao paciente encontrar-se a si próprio e compreender que, embora tenha estado sempre nesse lugar, não é obrigado a ficar lá"* (Castoriadis, 1991).

A psicanálise é e não é uma cura sintomática. Não simplifiquemos, por favor. Nem para a patologia médica o desaparecimento de um sintoma implica o desaparecimento do processo patogénico. O sintoma é uma manifestação de uma perturbação estrutural que é a verdadeira etiologia. Por outro lado, receia-se que o desaparecimento dos sintomas prive o doente de certas defesas e o exponha a uma perturbação estrutural maior. Uma terceira reserva é a de que a "fuga *para a saúde*" minará a motivação do paciente: o tratamento será desperdiçado se, *entretanto,* os pacientes com impotência, insónia, vaginismo, vários vícios, ejaculação precoce, enurese, forem *também* ajudados de outras formas?

Se alguém pede análise é por causa de um sofrimento excessivo, produto do confronto do ego com o desejo, com os constrangimentos da realidade e com as exigências do superego. O trabalho analítico visa uma nova *"entente"* dos investimentos para que estes sejam fontes de prazer que não impliquem que esta ou aquela exigência da realidade, seja ela a realidade do corpo, da sexualidade ou da realidade social, seja ignorada ou negada.

CAPÍTULO 2 LACAN : UM PRECURSOR AMBIVALENTE DA INTERSUBJECTIVIDADE* CAPÍTULO 2 LACAN : UM PRECURSOR AMBIVALENTE DA INTERSUBJECTIVIDADE*.

Este capítulo trata da obra de Lacan e dos meus encontros e desencontros com ela, mas não tem a pretensão de dar uma visão panorâmica dessa obra intensa e extensa. Também não o considero uma visão rápida, uma vez que a relação - encontros e desencontros - foi igualmente extensa e intensa.

Com todos os autores mortos, a minha pergunta é a mesma: o que é que eles nos deixaram? Qual é a herança? Como se trata de um luto, é provável que me entregue aos disparates habituais sobre a boa ou má gestão do luto.

Um psicanalista é uma trajetória. E é a partir da minha trajetória que escrevo este relato da minha trajetória (*compte-rendu*, como dizem os franceses, que tanto me influenciaram). Por enquanto, falarei da minha eterna condição de aprendiz, de alguém que nunca termina sua autoanálise ou de alguém que está descobrindo como é difícil traduzir as ferramentas da clínica para a escrita.

Não foi Lacan quem disse que o analista deveria ser despojado de seu suposto saber? Claro, depois de esse saber ter sido instituído. Comecei a ler Lacan em 1970, há mais de 30 anos. Mas li também outros psicanalistas, a maior parte deles franceses. Alguns tinham deixado Lacan e regressado a Freud, no meio de tempestades de paixão. Alguns, mas não todos, tinham regressado a Freud não para restaurar o antigo mas para continuar a explorar, para continuar a ler filosofia mas menos fascinados, agarrados como Ulisses ao mastro da clínica. Estes psicanalistas não recuperaram o "Freud-cronológico" ou as "fases da libido". Eles recuperaram a história assumindo o corpóreo, o conflito, a realidade, o narcisismo e os ideais.

"Tempo para compreender e tempo para concluir", havia dito Lacan em "*O tempo lógico e a afirmação da certeza antecipada*". Quer eu tenha compreendido ou não, um dia, há muito tempo, chegou para mim o momento da conclusão. Adiantarei o resultado de um balanço, o meu, com as palavras de Pontalis: a um tempo em que era impossível não ser lacaniano, seguiu-se um tempo em que já não era possível ser lacaniano.

O "EFEITO LACAN

Lacan foi muitas coisas. O polemista que confrontou as outras correntes psicanalíticas e as obrigou a renovarem-se. Foi um leitor prolífico de Freud, depois do qual nada foi como antes. O autor de uma outra psicanálise, longe da freudiana. E já disse algo sobre a sua obra em livros e artigos escritos nos anos 1980. Para comentários sobre a obra de Lacan, remeto para esses escritos[43] . Neste capítulo abordarei apenas a crítica ao imaginário lacaniano como aquilo que considero ser um obstáculo a uma teoria não-solipsista da intersubjetividade.

E agora quero distinguir, com franqueza, entre o ouro e o brilho, entre a "penumbra das associações", típica de um trabalho intenso, e as "associações penumbrais", típicas do fascínio. Em 1987 escrevi: "*Não sem Lacan*", nem por Lacan, nem contra Lacan, mas com Lacan, trabalhando os seus conceitos, mantendo com ele esse debate que - sobretudo nos seus primeiros anos - ele soube manter com Freud. Hoje eu acrescentaria: "*Com Lacan e sem Lacan*", não se pode prescindir de Lacan e tampouco se pode substituir Freud por Lacan.

*Palestra proferida na Pontifícia Universidade Católica de São Paulo (PUC/SP) em 7 de junho de 2002.

O grande autor francês tinha um projeto de construção de um novo edifício. E demoliu-o efetivamente, o bulldozer passou. A ferocidade, a ironia, o desejo de prestígio são agora meras anedotas. Na verdade, a psicanálise da "troika"[44] estava muito inclinada para a medicalização e a adaptação. Com efeito, Melanie Klein, enquanto teórica, negligenciou o registo simbólico. A escola inglesa foi um pouco assistencialista, orientando o processo analítico para a compensação de falhas básicas. Lacan abriu caminho para construir a sua própria alternativa: centrar a análise na miséria subjectiva e na travessia do fantasma. Ele a considerava uma construção freudiana. "*Só o 'objeto a' é meu*". Foi o que ele disse.

E os seus discípulos são freudianos, ou é a sua vez de serem lacanianos? Allouch, que se define como lacaniano, quer evitar "*um freudo-lacanismo elástico e complacente em que os termos 'freudiano' e 'lacaniano' se confundem; tomados um pelo outro, misturam-se numa papa sábia (...) Rígida ou amável, sectária ou complacente, a amálgama freudo-lacaniana é um faz-de-conta em que Lacan teria completado Freud através de um encontro bem sucedido e de uma aliança feliz. Ao completá-lo, tê-lo-ia acabado nos dois sentidos do termo: cheio de defeitos e apagado. Então, porquê continuar a ler Freud?*"[45]

---

⁴³ Especialmente *Cura Psicanalítica e Sublimação* (1988).

⁴⁴ É assim que Lacan se refere aos líderes da psicologia do ego: Hartmann, Kris e Lowenstein.

⁴⁵ Para marcar a diferença paradigmática, Allouch apoia-se nos critérios de Kuhn. 1) *O novo paradigma muda a significação dos conceitos estabelecidos, 2) desloca os problemas que se oferecem à investigação, 3) dá indicações para decidir sobre os problemas pertinentes e as soluções legítimas, 4) modifica a própria imaginação científica (este era um dos elementos em jogo, hoje largamente negligenciado, da topologia lacaniana), 5) introduz novas formas de prática e modifica assim a experiência (neste último ponto, o enfoque do combate entre o freudianismo e Lacan sobre as sessões, não "curtas" mas pontuadas, pode finalmente ser reconhecido como bem fundado: Tal combate assinala, segundo Kuhn, o conflito entre dois paradigmas). Esses cinco critérios kuhnianos definem a obra de Lacan a partir de 8 de julho de 1953, dia em que ele produziu pela primeira vez o ternário I.S.R. como tal. Assim, "retorno a Freud" revela-se como o nome de apoio que Lacan vai procurar no texto freudiano depois de ter inventado o ternário imaginário-simbólico-real. A invenção desse paradigma que, como tal, não é freudiano, deportou Lacan para longe de*

Um paradigma define-se pela *inteligibilidade*. Assim, *a Ordem* nas concepções deterministas, *a Matéria* nas concepções materialistas, *o Espírito* nas concepções espiritualistas, a *Estrutura* nas concepções estruturalistas. Estes são os conceitos seleccionados/selectivos que excluem ou subordinam os conceitos que lhes são antinómicos (desordem, espírito, matéria, acontecimento). O paradigma selecciona as ideias que podem ser integradas ou rejeitadas no discurso e as operações lógicas relevantes sob a sua regra. Os indivíduos conhecem, pensam e actuam de acordo com os paradigmas em que estão inscritos. Estes desempenham um papel soberano em qualquer teoria, doutrina ou ideologia. O paradigma é inconsciente, mas irriga o pensamento consciente e condiciona-o (Morin, 1999 b).

Pessoalmente, continuo a ler os autores franceses actuais (neo-lacanianos e pós-lacanianos) e a partir daí interpreto o *"efeito Lacan"*, depois de ver o que toda a gente vê, mesmo que não seja psicanalista: o entrelaçamento da teoria lacaniana, da instituição e de uma conceção da cura em que a transferência não analisada se torna *"transferência trabalhada"*. Lacan foi ao mesmo tempo o diretor da sua escola, o maitre da sua doutrina e o legislador de um novo modo de formação. Graças a um recurso (as sessões relâmpago), foi também o analista de quase toda a gente. Os analisandos dos anos 60 lembram-se de sessões de 20 a 30 minutos, mas nos últimos anos limitavam-se a alguns minutos. A sua popularidade levou a salas de espera cheias e a sessões cada vez mais curtas.

Lacan depositou as suas esperanças numa escrita formal do inconsciente, inequívoca porque os conceitos se tornaram axiomas pela graça das matemáticas. A matemática tornará possível a transmissão da psicanálise sob a proteção do imaginário. Freud (1911) recebeu a proposta de sistematização de Kronfeld da seguinte forma: *"O tom é bastante correto, mas demonstra filosófica e matematicamente que todas as coisas que nos atormentam não existem de todo, porque não podem existir"*.

Lacan pronunciava as palavras-chave, e isso bastava para testemunhar aos que o escutavam que a falta estava a ser preenchida. O estilo de Lacan significava que, doravante, para que "a verdade falasse", era preciso que ela o fizesse com desvios e surpresas. No meio lacaniano, para ser apreciável, um discurso devia estar cheio de neologismos, trocadilhos, deslizes semânticos. Uma *"sociedade do discurso"*. Como diz Foucault, uma sociedade que conserva um discurso, mas para o fazer circular num espaço fechado, como os rapsodos. Os rapsodos partilhavam os seus poemas (era disso que viviam) mas guardavam para si o segredo da

---

Freud. O facto de o apelo a um regresso a Freud se ter seguido pouco depois indica suficientemente que Lacan tinha visto o perigo. A partir desse momento, de facto, ele regressou a Freud, mas para inscrever o novo paradigma na psicanálise".

recitação.[46]

Eu disse que ia falar de heranças. Lacan designou o seu genro como o seu *"herdeiro intelectual"*. E Jacques-Alain Miller escreve: *"Com as próprias palavras de Lacan, tiradas do seu discurso, roubadas, plagiadas, quem é que alguma vez compôs algo que soe verdadeiro? [...] A posição de Lacan não provém do nosso grupo e dos seus votos, é a nossa prática, pelo contrário, emana da sua, e somos nós que muitas vezes lhe tiramos o pouco de figura que temos no* mundo"[47] . Com isso, ele esfrega na cara dos lacanianos que eles não servem para nada, pelo menos para a teoria. Que só servem para pagar sessões curtas e longos discursos.

O inferno na torre... De marfim

Eu poderia dizer que todos sabemos, mas todos esquecemos, que a psicanálise deve ser contemporânea. Que ela pode ser extemporânea, é claro, como quando a deixamos fossilizar e depois lamentamos que ela está *"fora de moda"*. A psicanálise é filha e pai do seu tempo, e certamente que a sua especificidade não reside nisso, porque é uma caraterística que partilha com toda a produção cultural. Os cientistas, os filósofos, os políticos, os psicanalistas podem isolar-se, sim, numa torre de marfim, confiantes de que nós, pessoas comuns, retiraremos deles, da sua reflexão, como disse Miller, *"o pouco de figura que temos no mundo"*.

O formalismo a-histórico parte do princípio de que as ciências se esgotam nas suas estruturas conceptuais; como se os conceitos surgissem e se desenvolvessem isolados de um contexto social e ideológico. Toda a produção deve situar-se numa conjuntura histórico-ideológica. Nos anos 60, o humanismo da consciência pesada foi substituído pela revelação de uma verdade estrutural de incidência universal. Houve dois momentos. No primeiro, a linguística foi utilizada como ciência-piloto. No segundo, surgiu um corpo de trabalho cujo eixo organizador era o primado da linguagem sobre o pensamento, do sistema sobre o vivido, da forma sobre o conteúdo, da letra sobre o sujeito, da sincronia sobre a diacronia. O fluxo dos acontecimentos - o tempo historicista - foi considerado mera anedota, mera concha, fábula empirista. Um platonismo das formas evacuou todo o reconhecimento da dinâmica das forças, promovendo uma apologia fatalista das estruturas.

Como consequência, expulsou o sujeito das ciências humanas, na medida em

---

[46] *"Uma maneira clara e inequívoca de escrever diz-nos que o autor está de acordo consigo próprio; e onde encontramos uma expressão periclitante e distorcida, que, de acordo com a frase apropriada, pisca em várias direcções, podemos discernir a presença de um pensamento não bem processado"* (Freud, 1901).
[47] Como diz Allouch, Freud é outra coisa: *"Recusamo-nos categoricamente a fazer do paciente que se coloca nas nossas mãos em busca de ajuda um património pessoal, a traçar-lhe o destino, a impor-lhe os nossos ideais e, com a arrogância do criador, a comprazermo-nos no nosso trabalho de o termos formado à nossa imagem e semelhança"* (1919).

que nelas se propagou o seu princípio determinista e redutor. Foi expulso da psicologia, da história, da sociologia, e o traço comum das concepções de Althusser, Lacan e Lévi-Strauss foi o desejo de liquidar o sujeito humano. No entanto, entre os pensadores da época estruturalista houve um regresso tardio ao sujeito, como em Foucault, em Barthes, mas foi um regresso existencial que acompanhou o regresso do eros e da literatura, mas não um regresso do sujeito no seio de uma teoria[48] .

A intelligentsia parisiense juntou-se aos slogans de Lacan, mas também Lacan aos filósofos franceses. (E o povo, as massas francesas, mas também o general de Gaulle, queriam acreditar na grandeza da França, para resistir a esse *"american way of life"* que desembarcava com os soldados.

Lacan não foi de modo algum um aluno passivo. Apropriou-se de Freud no seu *"Regresso a Freud"*. Era inquieto, insaciável, inteligente. Foi um dos primeiros leitores da fenomenologia, de Heidegger e - através de Hyppolite e Kojeve - de Hegel. Por sua vez, Althusser abriu-lhe as portas do marxismo estruturalista.

O encanto de Freud", escreve Catherine Clement, *"é a conjunção dolorosa do judaísmo e da germanidade austríaca; a procura de Moisés e da família no abrigo; o exílio místico, o ano que chega a Jerusalém e o caldo com croquetes. É frango cozido, pickles fleisch e passeios noturnos pelo Prater. As toalhas de renda que Marta põe nas mesas e a memória do pai morto. E, mesmo que ela tenha resistido a praticar a religião dos seus pais, em Freud reconheço-me como judeu. Em Lacan, reconheço-me francês. [...]. Em vez do caldo com croquetes, o luxo do grande prato temperado e decorado [...]. Toda a história de Lacan pode ser contada a partir da ausência de uma cultura. A invasão da Europa pelo tabaco louro. Os efeitos culturais do Plano Marshall.*

O estilo e a apresentação de Lacan eram fascinantes. Mas também os seus conteúdos, os seus significantes, como se começou a dizer. Estava tudo lá: filosofia, matemática, linguística, antropologia. Ou pelo menos parecia estar tudo lá. As salas estavam cheias, e não apenas de médicos e psicólogos. Este homem concentrava o tecido da *episteme* contemporânea. Talvez ouvindo-o com atenção, tomando notas, imitando as suas maneiras, se possa participar nesse conhecimento. Oh, sim, podia-se. Era preciso investir vários anos. Assistir a todos os seminários e pagar as sessões, por mais curtas que fossem.

---

[48] Anderson argumenta que qualquer teoria que pretendesse negar o poder ilusório do sujeito tenderia a restaurar essa ilusão. *"A adoção do modelo linguístico como chave de todas as mitologias, longe de clarificar ou decifrar as relações entre sujeito e estrutura, conduziu de um absolutismo retórico do primeiro a um fetichismo fragmentário do segundo, sem nunca oferecer uma teoria das suas relações. Uma tal teoria, historicamente determinada e sectorialmente diferenciada, só poderia ser desenvolvida no respeito dialético da sua interdependência".*

Não se tratava apenas de uma transferência idealizada. Até à implantação de Lacan, a psicanálise francesa era rígida e pobre. Este psicanalista tinha traduzido Freud, tinha-o compreendido e tinha podido dar-lhe a sua própria interpretação, dando a sua própria versão do Fundador. Os pacientes e o público estavam ansiosos. E ele parecia dar conta dos limites de todas as disciplinas. Tudo o que os seus contemporâneos balbuciavam, Lacan transformava em verdade para os seus seguidores[49] . Foi uma supremacia sobre o saber? Era também uma desilusão com o saber, uma ignorância aprendida. Oferecia os meios para se instalar na omnipotência e, ao mesmo tempo, criticar essa omnipotência.

Lacan produziu um analista paradoxal: um sabichão, um oráculo, que não recua diante de nada (matemática, política, linguística, religião), em nome - suprema coqueteria - do não saber. Voltemos a ouvir Catherine Clement:

"Lacan conquistou audiências, mas silenciou-as. O cerimonial com que rodeava a sua angústia era demasiado forte, a sua enunciação era demasiado profética. [...] Os espíritos críticos tinham razão: era um fenómeno muito parisiense, uma moda, uma mania, um snobismo. [...] Oh, eu sei que hoje em dia não está na moda. Chama-se dogmatismo. E é verdade: desse amor nasce a traição de si, a fixação, o fim do pensamento [...] pensar com Lacan - pensar Lacan - não é pior do que pensar Mao: não é surpreendente que as mesmas pessoas que trotavam atrás de Lacan se tenham amontoado atrás de Mao. Era a mesma lei interna.

Veyne (1974) diz, num outro contexto: *"Não se trata de um problema de história das ideias, mas de sociologia das crenças"*. Este século XX da ciência e da técnica foi desesperadamente religioso. Para muitos, a psicanálise tornou-se uma ideologia: uma crença refinada daqueles que têm a certeza de que já não acreditam em nada, uma crença niilista onde o ceticismo se faz sentir.

A cultura francesa perdeu os seus grandes e pequenos papas, com os seus concílios e os seus anátemas. Do fanatismo da diferença, resvalou para uma decrepitude indiferente. Alguns estão alarmados com a perda de pontos de referência. Esta crise do pensamento, em parte produto da decadência do estruturalismo, deve-se, entre outras coisas, à tomada de consciência, por parte da *intelligentsia,* do seu lugar de difusor da cultura através dos *meios de comunicação social*, o que levou a que a comercialização do *espetáculo prevalecesse* sobre o valor simbólico e o pensamento se degradasse em slogans ideológicos. Os intelectuais mais lúcidos interrogam-se sobre a forma de combater o niilismo atual

---

[49] O "adepto" adere a uma doutrina e estabelece uma relação privilegiada com o mestre, separando-se do seu mundo habitual. Esta dependência exige um tipo particular de pertença e uma modalidade relacional que implica várias regressões. Ele dilui a sua singularidade numa identidade de grupo: um microcosmo que possui uma linguagem, ritos e códigos específicos.

- filho da perplexidade - sem um recuo nostálgico para certezas ultrapassadas.

Intersubjetividade: Do imaginário especular ao imaginário criativo
imaginação criativa

Lacan, nos anos 50, afirma claramente que, para ele, a formação do ego é, na *"ordem imaginária"*, uma das três da sua trindade. As identificações narcísicas não implicam uma alienação parcial ou momentânea, mas uma alienação primordial. No final desta década, a sua teoria do inconsciente mantém-se dentro dos parâmetros do registo simbólico. Ele tenta mostrar que os engodos e as ilusões especulares do ego são descentrados pela sua inserção na ordem simbólica.

O real torna-se o centro das suas preocupações teóricas. O imaginário é dócil ao simbólico, mas o real obstrui ou "dificulta", como se diz nas traduções francesas. É o não simbolizado, o não suscetível de representação. Resiste tanto às metamorfoses do imaginário como aos deslizamentos simbólicos. O significante, que tem a capacidade de o produzir, não tem a capacidade de o capturar. O processo primário encontra o real como o impossível de simbolizar. O real é o incognoscível porque, a partir do momento em que algo é conhecido, não é *"real"* mas *"realidade"*: *"O real não é o mundo. Não há esperança de alcançar o real pela representação"* (Lacan, 1974). O real depende da intervenção do imaginário e do simbólico. Nesta altura, Lacan já não pretende ser um "leitor de Freud" e, de facto, a sua caraterização do inconsciente afasta-se para sempre do cliché freudiano.

A relação imaginária permite enfrentar o trauma do enigma do desejo do Outro. Nos anos 60, na pregação de Lacan, a alienação especular dá lugar à alienação pela inscrição do sujeito no lugar do Outro. O sujeito é o lugar da cisão instituída pelo primado do significante, pois, na medida em que é mediado pela linguagem, é cindido na mesma medida em que, sendo apenas representado na cadeia significante, é ao mesmo tempo excluído. No intervalo entre um significante e outro, essa abertura do inconsciente é possibilitada pelo *esmaecimento do* sujeito que leva à alienação. O sujeito é constituído no campo do Outro, do qual provém a marca como traço unário, representado por um significante para outro significante. O sujeito permanece irredutível a tudo o que seria representação e significação. A falta inscrita na psique de um *objeto-causa* radicalmente heterogéneo ao campo do figurável e da representação relança o desejo. Relança-o incessantemente.

Fazendo das tripas coração, está empenhado no seu ambicioso projeto e não deixa de citar Freud. No caso da identificação, pega nas suas intuições e envolve-as no relato hegeliano-kojeviano da "alteridade". O "espelho", como conceito metafórico, serve para ancorar o sujeito humano em movimentos especulares dos quais só se vêem reflexos. O imaginário é o efeito de uma *superfície* reflectora. O eu no espelho é refletido, é outro e está fora. O *Moi*, formado a partir da imagem especular, é constituído pela soma de identificações ao semelhante, este com o sujeito numa relação de oposição, de oposição aguda. Entre as identificações, é possível diferenciar: 1) *Identificações imaginárias* com esta ou aquela caraterística do objeto perdido. 2) *Identificação simbólica*. 3) *Identificação com o objeto que é causa de desejo*, na medida em que o traço da sua falta se inscreve no fantasma inconsciente elaborado a partir de situações e objectos presentes nas primeiras exigências do sujeito que tomaram o valor de significantes.

A procura revela um desejo de recuperação, através do amor do outro, da especularidade perdida. O desejo é o que falta à demanda para a sua realização. A demanda é uma cadeia significante articulada e articulável, produto da passagem da necessidade pelos desfiladeiros do significante. O desejo, no seu deslizamento metonímico, constitui-se na diferença entre a procura e a necessidade. Em vão o sujeito inconsciente tenta obliterar o abismo que é constitutivo mas também definitivo: *"Este ponto nodal chama-se desejo, e toda a elaboração teórica que se prolongou nestes últimos anos visa mostrar-vos, ao ritmo da clínica, como o desejo se situa na dependência da procura - que, ao articular-se em significantes, deixa um resto metonímico que lhe corre por baixo, um elemento que não é indeterminado, que é uma condição ao mesmo tempo absoluta e impercetível, um elemento necessariamente em impasse, insatisfeito, impossível, ignorado, um elemento que se chama desejo."* (Lacan, 1964)

O *"objeto a"* testemunha esse campo perdido que configura o real e se torna o que determina a repetição. Lacan (1964) diferencia o autómato (a rede do significante) e a tyché. A tyché *"é o encontro do real. O real está para além do autómato, para além do retorno, do vover, da insistência dos signos a que somos comandados pelo princípio do prazer. O real é aquilo que está sempre por detrás do autómato"*.

O axioma "não há *relação sexual*" indica a impossibilidade da sexualidade. O inexistente é essa complementaridade que se ilude com o mito socrático do bissexual cortado com um golpe. *"A relação sexual não cessa de não se escrever"*[50] . A repetição é o produto da insistência da cadeia significante, mas não

---

[50] "Por outro lado, é o *impossível*, tal como eu o defino, que não pode em caso algum ser escrito, e com isto designo o que diz respeito à relação sexual" (Lacan, 1973).

se esgota nela pois está ligada a um real que remete para um encontro impossível[51] : *"Há o real que governa as nossas actividades mais do que qualquer outra coisa"* (Lacan, 1964).

O bebé, que ainda não tem coordenação física, é confrontado com uma imagem *reflectida* que organiza a sua visão do mundo. Uma imagem inteira e unitária, ao contrário do corpo fragmentado. Uma imagem que gera narcisismo e gera cisão (entre o corpo real e a sua imagem no espelho). Por assim dizer[52] , no exterior, há uma perfeição apelativa, no interior, um sentimento de turbulência: e entre o exterior e o interior uma ignorância alienante da sua própria verdade. Se o reflexo especular capta o eu (*Moi*), é devido ao *desconhecimento* radical do fosso entre o sujeito fragmentado e a imagem unificada de si mesmo. Este processo de desconhecimento coloca o eu (*Moi*) na linha de uma ficção que permanecerá irredutível. O imaginário é um universo de ilusões distorcidas. A ordem simbólica - através da linguagem - fracturando esta sala de espelhos imaginária. Mas algo resiste ao jogo especular e às tentativas de simbolização. O real.

Através do imaginário, o sujeito torna-se outro que não ele próprio. Mas quem é ele se ele, tal como ele, é outro que não ele? O que é próprio do imaginário é a unidade, uma ficção de unidade. Segundo Lacan, é sobre essa ilusão que se constrói o eu. Tanto o eu como a apreensão de uma identidade são imaginários por efeito do não-saber do reflexo. Longe de atribuir ao eu capacidades de autorreflexão crítica, Lacan defende que o eu só gera ilusões "narcísicas". O conhecimento de si, a reflexão e o juízo crítico, longe de serem triviais, são cruciais para o pensamento freudiano e para o projeto terapêutico.

Os primeiros objectos do kleinismo foram por vezes relacionados, talvez com intenção didática, com o *"objeto a"* de Lacan, talvez pela sua selvajaria, pela sua dispersão. Mas o *"objeto a"* tem um papel constitutivo no psiquismo. Conjugando corpo, desejo e significantes, o *"objeto a"* inscreve um estilo subjetivo particular e *provoca* certas fantasias imaginárias que "cobrem" ou "suturam" a hyiancy.

O sujeito só se constitui ao reconhecer-se desejante, e é esse o objetivo da cura. Um desejo comandado pelos significantes que especificaram a sua relação

---

[51] A propósito do *"impossível"*, Schneider comenta o uso imprudente que se faz em França do comentário de Freud sobre as profissões impossíveis, evocando alusivamente e sem contextualizar todas as referências que permitem circunscrever o pensamento de Freud sobre o assunto. *"Contrariamente ao que Lacan terá interpretado desta fórmula, se para Freud a impossibilidade não é uma impossibilidade metafísica (o real como impossível), sem causa e desprovida de contexto, ela não se deve a um real intrinsecamente inanalisável, mas é a impossibilidade de uma profissão fundada na experiência concreta da transferência e que visa a sua resolução. É em relação à difícil dissolução da transferência em análise que Freud evoca esta frase. Ela é importante para o trabalho clínico, mas não se refere a um problema filosófico abstrato"*.

[52] Durante toda a sua vida, Lacan procurará uma topologia adequada ao seu ensino.

com a falta, na qual, paradoxo à parte, encontramos a pouca liberdade que "a estrutura" deixa ao ser humano.

Lacan faz da imagem do espelho o fundamento do imaginário. E, para o seguir, é muitas vezes necessário confiar na fé. Entre outras coisas, porque ele não especifica o que medeia entre a imagem reflectida no espelho, por um lado, e a produção dessas formas representativas, por outro. E porque não critica, antes omite, a teorização freudiana segundo a qual o psiquismo alberga uma delegação representativa da pulsão.

Castoriadis ataca o "*estádio do espelho*" lacaniano. Ou seja, examina-o à sua maneira, de forma crítica e lúcida. Considera-o como uma conceção errónea que vê as formações psíquicas como uma "resposta" a algo exteriormente dado. Critica o pressuposto de que o imaginário só se constitui quando o sujeito *se reflecte* como objeto. Não encontra forma de justificar que o imaginário seja engendrado a partir de uma imagem especular que, de alguma forma, "*já está lá*". Para Castoriadis, o funcionamento do imaginário é bem diferente: *consiste* na produção de imagens e formas. "*Aqueles que falam do imaginário, e com isso querem dizer o 'especular', o 'reflexo' do 'fictício', estão apenas a repetir, geralmente sem o saber, a afirmação que sempre os acorrentou à cave da famosa caverna: este mundo deve ser uma imagem de alguma coisa*".

Nenhum indivíduo seria capaz de reconhecer a sua imagem reflectida no espelho se não possuísse já as capacidades de identificação e de representação: aquilo a que Freud chamou "realidade psíquica". O imaginário é uma mera construção de ocultação dessa "*falta*" alojada no âmago da subjetividade. Uma "*falta*" não pode preexistir à organização dos processos psíquicos, mas só se constitui pela investidura do desejo. Lacan inverte a relação entre o inconsciente e a perda de objeto. Sustentar que o imaginário é formado por uma "*falta*" faz esquecer que, para que um objeto se constitua em princípio como falta, é preciso que ele tenha sido originalmente investido pelo desejo. Como é que um objeto em falta pode ser implantado nas raízes da vida subjectiva e como é que, em última análise, um objeto em falta pode fazer com que o imaginário incorpore certas imagens e formas de representação?

Há frases que querem dizer tanto que acabam por não dizer nada. Por exemplo, a que diz que a verdade está inteiramente do lado do inconsciente. Quando e porque é que as suas palavras não seriam enganadoras? E as palavras do sujeito? Como é que o sujeito espera conseguir uma mudança ou uma compreensão? Como é que a tese de Lacan sobre os grilhões alienantes do ego e do outro escaparia às distorções do imaginário?

Especialista nas armadilhas e nos engodozinhos que se alojam no domínio intersubjetivo, Lacan desenha um mapa detalhado e vasto a partir dos enganos de uma experiência imaginária e da consequente entrada na linguagem. Ou o sujeito está para sempre alienado de qualquer relação humana que possa ser algo mais do que uma série de mal-entendidos; ou é Lacan que nos aliena dessa possibilidade.

Teremos de lutar contra a "falta" como Freud lutou contra o destino? *A "falta" desempenha* um papel fundamental na sua obra. No plano do imaginário, *a "falta"* é anterior à castração ou ao Nome-do-Pai[53] ; ela é, de facto, um dado ontológico para Lacan. O desconhecimento imaginário de si é o processo pelo qual os sujeitos adquirem uma certa coesão e se distanciam dessa *"falta"* dolorosa que condiciona qualquer experiência subjectiva. Essa "falta" interage com a constituição do *"objeto a"*. O *"objeto a"* é inconsciente e não pode ser espelhado ou simbolizado. Estes objectos de desejo formam uma mistura de corpo, fantasia e significantes.

Acreditar que o imaginário se reduz à planura do objeto especular é não acreditar nas dimensões criativas singulares. O que é que sabemos sobre a criatividade? O imaginário é também um recurso criativo. Graças à perda do objeto, o indivíduo passa a experimentar outra coisa, uma coisa nova, e a *"falta"* não é tudo, não poderia ser tudo. É apenas um aspeto da natureza do objeto. A criatividade do psiquismo entra em participação *tanto* com os objectos presentes *como* com os ausentes. O primeiro objeto privilegiado no discurso psicanalítico, o seio, é criado e ao mesmo tempo pleno, por um lado, mas ausente e ausente (ou potencialmente sempre ausente), por outro. Esta descoberta não se faz por uma *"falta"* já dada, mas pelas articulações psíquicas da fantasia, das representações, dos afectos. Por *"articuladas"*, não devemos entender, em Castoriadis, "implantadas por uma estrutura externa" como em Lacan, mas como um conjunto de criações psíquicas.

Assim, ao postular um desejo anterior à falta e ao relacionar (e não apenas opor) o não-saber especular e o *"sujeito do inconsciente"*, é possível uma conceção não forçada da subjetividade. E reconhece-se o carácter afirmativo das produções psíquicas e das formas de representação. O imaginário vai para além das imagens de espelho, das ilusões, das armadilhas. É um aspeto constitutivo da subjetividade humana. Ele cria representações que são decisivas para a constituição da subjetividade.

O imaginário não é uma tentativa de remendar uma falta original do sujeito. É a capacidade de *criar* e *transformar algo;* é inseparável da fantasia, da representação e do afeto. Inscreve-se nas formas sócio-simbólicas e participa na

---

[53] Lacan deu ao pai simbólico um lugar central: ele assume a função fálica que une lei e linguagem e a função do grande Outro. Ele é o depositário da lei como entidade universal. Uma proposta sedutora que confere à teoria psicanalítica emblemas de nobreza filosófica ao integrar dimensões fundamentais da experiência e da cultura humanas. Uma proposta sedutora e arriscada porque pode diluir (e iludir) a clínica.

organização psíquica do sujeito e nas suas relações com os outros.

Para Lacan, o essencial no estádio do espelho é o carácter narcísico da formação do ego, que procura uma apreensão ilusória da unidade. O seu destino é permanecer "alienado" para sempre da imagem com a qual se identifica, obscurecendo um mundo vivencial turbulento presente desde o nascimento. O ego oferece um suporte fictício que cobre precariamente as fragmentações e ansiedades da psique.

A plenitude imaginária é perturbada pela inserção do sujeito no simbólico. O acesso à linguagem implica a descentração do sujeito. Para compreender a ligação entre a linguagem e a formação do inconsciente, é necessário mencionar o privilégio ontológico que Lacan concede à *"falta"*. O desejo é sempre falta, nunca atinge o seu objeto e falha sempre. As fantasias imaginárias mascaram a irredutibilidade da *"falta"*. O simbólico retira o bebé do imaginário e constitui-o como sujeito. Por conseguinte, o sujeito é um *"efeito do significante"*. A criança, para ser compreendida, entrega ao sistema diferencial da linguagem as suas exigências e desejos informados.

O furor do *"inconsciente estruturado como uma linguagem"* não podia deixar de culminar em aporia, apesar dos mathemata com que o nosso autor pretende evitar a loucura de uma compreensão puramente "literal" do inconsciente. Freud, por outro lado, tinha compreendido e aceite a centralidade das representações das coisas no processo primário. Para Freud, a linguagem só aparece nos processos secundários que incluem as representações da "palavra" e da "coisa". O inconsciente não encobre ou cobre uma "falta" ou "lacuna" que estava no cerne da subjetividade. A realidade psíquica conhece a ausência, mas é preciso que um objeto tenha sido investido para que possa ser experimentado como ausente ou como falta. A *"experiência de satisfação"* liga a experiência e o carácter fantasmático do inconsciente. O facto de existir uma representação inconsciente, longe de impedir a satisfação nas relações intersubjectivas, é uma das suas forças motrizes.

O desejo inconsciente é quase independente das necessidades biológicas[54], mas não de certas necessidades humanas transhistóricas: desamparo infantil, necessidade de abrigo e de alimentação, separação e individuação, apego, etc... Existe uma ligação entre os interesses materiais dos seres humanos e o espaço criativo onde se desenvolvem o desejo inconsciente e a simbolização. Estas necessidades humanas são, evidentemente, mediadas pela sociedade e pela história.

O imaginário e a atividade social estão ligados pela capacidade do ser

---

[54] Esta independência relativa deve ser questionada. Ainda mais agora que a América Latina está a afastar-se de um primeiro mundo onde a auto-preservação está quase garantida.

humano de exercer uma reflexão crítica sobre as fontes da sua atividade de representação, da sua sexualidade, das suas necessidades e sentimentos. Estas realizações implicam uma modificação das relações entre o eu consciente e as representações inconscientes.

A subjetividade, a autonomia[55] e o desejo podem atingir a sua realização mais plena e, assim, transformar-se neste esforço de compreensão do outro interior: o do inconsciente.

Fixação neurótica ou filiação simbólica

O sujeito renuncia à sua imagem idealizada, mas conservará a possibilidade de idealizar um outro que possa enfrentá-la. Freud (1921) diferenciou a fase animista das fases religiosa e científica. A omnipotência desloca-se do eu ideal (*fase animista*) para um outro omnipotente (*fase religiosa*), enquanto "*na visão científica do mundo já não há lugar para a omnipotência do homem*".

Muitos dos que se tinham juntado por detrás do "*regresso a Freud*" começaram a afastar-se, alguns para regressar a Freud. Ao Freud que tinha escrito em 1927:

"Esses chamados ensinamentos não são decantações da experiência, nem resultados finais do pensamento; são ilusões, a realização dos desejos mais antigos, mais intensos e mais urgentes da humanidade; o segredo da sua força é a força desses desejos. Já sabemos que a impressão aterradora causada na criança pelo seu desamparo despertou a necessidade de proteção - proteção pelo amor - fornecida pelo pai; e o conhecimento de que esse desamparo duraria para toda a vida fez com que se acreditasse que havia um pai, mas um muito mais poderoso.

Chamamos "*autor*" àquela pessoa cujas palavras nos marcam, nos imprimem. E os autores são, de certa forma, os nossos professores, os nossos supervisores, que nos influenciam sobretudo através da voz. Como é que se inscreve? Num dicionário, as palavras estão paradas, virtuais, à espera de serem usadas. De forma diferente mas semelhante, os escritos de Freud, Klein, Lacan remetem-nos por vezes para uma filiação simbólica e tornam-se por vezes coágulos, racionalizações que parecem pensamentos, pensamentos abortados. Extrapolamos se dissermos que, temporariamente ou para sempre, eles são o

---

suporte de um eu ideal? Qualquer questionamento é vivido como um ataque às referências que cumprem funções narcísicas.

Um psicanalista herda uma tradição. Riqueza e tralha velha. Será que ser herdeiro é administrar um património inalterável ou pô-lo em produção? Ponhamos a teoria de Lacan a funcionar, definindo as suas condições de possibilidade, os seus princípios, os seus métodos. Desvendamos as suas idiossincrasias teóricas, históricas e pragmáticas, dando conta das suas fontes, das suas referências conceptuais, dos seus fundamentos e dos seus objectivos. Mas apuremos os nossos ouvidos. Aprendamos a não ficar fascinados, a não abandonar o juízo crítico. Esta idealização produz um esvaziamento narcísico. Em 1921, Freud afirma que a idealização *"falsifica o juízo"*. O objeto idealizado *"serve para substituir um ideal não atingido do eu"*, gerando o auto-sacrifício do eu: *"O objeto, por assim dizer, devorou o eu"*. A entrega do eu ao objeto é evidente na paixão, mas também na *"entrega sublimada a uma ideia abstrata"*. Na sublimação - ao contrário da idealização - o eu renuncia à ânsia de encontrar o ideal no exterior, aceitando a castração no Outro.

Tanto a sublimação como a idealização são o resultado de um trabalho de elaboração psíquica que separa a pulsão dos seus objectos originais, conduzindo-a noutras direcções. A idealização preserva uma ligação regressiva com o objeto; é uma defesa que evidencia a incapacidade de modificar as imagens arcaicas do objeto. A idealização gera inibições ou, pior ainda, alienação. Esta é uma situação relacional em que o ego remete a totalidade dos seus pensamentos para a arbitragem de um outro que decide, a seu bel-prazer, se eles fazem sentido ou não. Na alienação, o ego perdeu todo o direito de julgamento sobre a sua própria atividade de pensamento; é a realização de um desejo de abolir o conflito e o sofrimento.

A experiência do encontro com o pensamento do outro permite a sublimação na atividade discursiva. O narcisismo trófico permite a emergência desse *"jogo desenvolvido"* identificatório próprio da sublimação.

Lacan e os seus discípulos descartaram o segundo cliché freudiano. Alguns, é verdade, conservaram a sua liberdade teórica e a sua independência institucional e souberam combinar as lúcidas críticas de Lacan à conceção do ego autónomo com elaborações que contribuem para forjar uma metapsicologia da instância do ego. Do indiferentismo narcísico à aceitação da alteridade e do devir. Uma teoria do eu deve dar conta deste movimento: não apenas enunciado, mas enunciador; não apenas pensado, mas pensante; não apenas sujeito, mas protagonista; não apenas falado, mas falante. O sujeito freudiano é o resultado de transformações permanentes de um psiquismo aberto, tanto para o mundo interior como para o exterior. O *"eu do saber"* é tão importante na clínica como o *"eu do não-saber"* de

Lacan[56] . *"No trabalho da ciência só se pode amar o que é destruído, só se pode continuar o passado negando-o, só se pode venerar o mestre contradizendo-o"* (Bachelard). Trata-se de salvar a obra do *"efeito Lacan"*: epígonos que imitam Lacan nos seus gestos, mas não o fazem na sua inventividade teórica e que se limitam a difundir um esoterismo vazio que, por querer dizer demasiado, acaba por não dizer nada. Se se aceita a teoria de Lacan, aceita-se toda ela e até as suas propostas institucionais. Processar as suas contribuições no conjunto do pensamento analítico é misturar o trigo com o joio, é cair no ecletismo. No entanto, é possível dialogar com Lacan. Ninguém é obrigado a parafraseá-lo (exceto os seus pupilos).

Talvez eu esteja a projetar, talvez esteja a ver o argueiro no olho de outra pessoa. Prudentemente, passo para o plural. Nós, psicanalistas, não nos tornámos profissionais? Um profissional, é lógico, quer viver *da* sua profissão, não tanto *para a* sua profissão. Ele quer continuar com a sua rotina. E diz-se que não é um génio, que não é Freud, nem Klein, nem Lacan. Como é que podemos transformar-nos de psicanalistas rotineiros e "profissionalizados" em psicanalistas apaixonados, como eles, os pioneiros? A paixão e o conhecimento não se excluem mutuamente. Há paixão quando o objeto de prazer se torna necessidade. E é aqui que Lacan *"confessa que viveu"* e deixa de ser esse *"brilho nas nossas narinas"*, esse fetiche do qual tiramos *"o pouco que temos de figura"*. É aqui, agora, quando nos identificamos com esse Lacan que indica aquilo que deveria estar presente em todo analista: uma vontade de questionar o dado. Uma identificação com esse autor-leitor, com esse leitor-autor tanto de Freud quanto de autores pós-freudianos. Uma identificação com esse analista que procurava constantemente referências conceptuais nas disciplinas que supunha poderem fazer avançar a psicanálise (linguística, lógica, matemática). Em suma: identificar-se com a sua insaciável vontade de saber, que o levava a uma interrogação interminável da teoria e da prática analítica; por outro lado, se ficássemos com a figura em vez da obra (e a obra é apenas o que nos leva a trabalhar), a vontade de saber seria substituída por uma idealização alienante. O desejo de não ter de pensar é a vitória da pulsão de morte que transforma o pensamento numa atividade ecolálica, estereotipada, mimetizada com o idealizado. É disso que se trata na trajetória de cada analista, no trabalho clínico e na psicanálise como disciplina.

---

[56] Referi-me extensivamente à teoria do eu em *Narcissism* (Hornstein, 2002).

CAPÍTULO 3 SUBJECTIVIDADE E INTERSUBJECTIVIDADE[58]
A PSICANÁLISE ADAPTADA AO NOVO SÉCULO

A psicanálise não nasceu no isolamento. Nem se consolidou fazendo ouvidos moucos ao seu tempo. E agora, quando há sinais de esgotamento do discurso psicanalítico, pelo menos daquela psicanálise estagnada que queria sentar-se sobre os louros, agora, disse ele, a troca é mais necessária do que nunca.

Conseguir uma psicanálise adaptada ao novo século. Não é soprar e fazer garrafas. Não é levantar a fama e ir dormir. Talvez seja, como diz uma tanguera argentina, *"honrar a vida"*. E a vida é luta, debate. Sem debate, a psicanálise está morta. Os temas mais debatidos hoje são: o corpo erógeno (entre a biologia e a história), o outro e a constituição subjetiva, a relação sujeito-objeto, os vínculos e seus efeitos na organização psíquica, a história linear ou recursiva, e outros já citados neste livro. Estes debates e as consequentes tomadas de posição constituem o quadro concetual a partir do qual penso a intersubjetividade e as suas transformações na análise (e porque não dizê-lo? na própria vida).

Alguns psicanalistas, é verdade, trouxeram noções de sociologia e de psicologia social para a psicanálise e produziram um híbrido. Mas outros, com estas noções e outras, produziram uma atualização muito psicanalítica. Alguns psicanalistas limitaram-se a ligar a ligação à teoria psicanalítica. Outros produziram uma renovação. Onde reside a diferença? Nas mudanças que ocorrem em *todos os* processos analíticos.

Começarei esta palestra definindo alguns dos meus fundamentos[59] , maioritariamente freudianos, mas não todos. São os suportes que sustentam a praxis. São os fundamentos que nos impedem de construir castelos no ar. Referir-me-ei a certas questões epistemológicas (sistemas abertos, determinação e acaso, complexidade, causalidade recursiva), a certas questões metapsicológicas (tópicos freudianos, teoria das pulsões, formações de compromisso, história) e, finalmente, à importância da intersubjetividade na prática psicanalítica.

A ciência sonhava em reduzir a realidade do mundo à previsibilidade de um simples pêndulo. Wagensberg (1998) escreve: "É o famoso mito de Laplace: dêem-me as leis da natureza (equações matemáticas deterministas) e as condições iniciais (ou qualquer instante) do universo e eu reconstruirei todo o seu filme (todo o seu passado e todo o seu futuro)". O determinismo minimiza a criação e a

---

liberdade. Tem um aspeto positivo, a previsibilidade, e um negativo, o fatalismo. Uma série de provas pôs em causa a visão determinista do mundo e o acaso renasceu. A ciência chegou a um compromisso, incorporando a probabilidade.

Na transformação da física no decurso deste século, podem distinguir-se três períodos: 1) o desenvolvimento dos esquemas conceptuais que hoje prevalecem: a relatividade e a mecânica quântica; 2) a descoberta da instabilidade das partículas elementares e da sua complexidade. Descobriu-se um mundo de processos de criação, muito afastado do mundo regido por leis intemporais que constituía o ideal da física clássica; 3) descoberta das estruturas dissipativas. Estas fornecem-nos ferramentas conceptuais superiores às da termodinâmica clássica para compreender o psiquismo.

O segundo princípio da termodinâmica só se aplica a sistemas isolados, enquanto os sistemas abertos podem importar energia, dando origem a organizações que emergem da desordem. A fuga ao equilíbrio predispõe à intervenção do acaso através da ordem por flutuações. O acaso ocupa um lugar cada vez mais importante nos fenómenos complexos. A oposição entre determinismo e acaso já não é absoluta. Nos momentos de instabilidade do psiquismo, um acontecimento desempenha um papel essencial na criação de novas organizações. Num psiquismo totalmente determinado, nada de novo poderia acontecer, e um psiquismo abandonado ao acaso - que era apenas desordem - não constituiria organização e não teria acesso à historicidade.

Pensar o sujeito como um sistema aberto ao intersubjetivo, não só no passado mas também na atualidade, exige uma reflexão sobre as tramas relacionais e os seus efeitos constitutivos na subjetividade[60] . O psiquismo é um sistema aberto auto-organizador *entre o "vidro e o fumo"*, na medida em que tem uma certa organização, mas pode ser modificado e adquirir novas propriedades. O cristal é o modelo da redundância e o fumo é a metáfora da imprevisibilidade (Atlan).

Os modelos da física clássica - os utilizados por Freud - são válidos apenas para sistemas próximos do equilíbrio. Quando se afastam do equilíbrio, uma flutuação mínima decide o futuro. Nos sistemas complexos, a história depende de uma sucessão de bifurcações. No meio há um "planalto", onde prevalecem as leis determinísticas, mas nos pontos críticos reina o acaso. Só através da retroação é

---

[60] Na psicanálise, a intersubjetividade permanece ambígua. *"São inicialmente os filósofos e psicólogos da consciência que constituem o reconhecimento do outro e a sua interrogação como um problema da filosofia moderna. Certamente, muito antes de Hegel e de Husserl, antes da abertura da questão com os filósofos do encontro e da reciprocidade, de Buber a Levinas, a alteridade radical do outro é pensada em relação à alteridade interna [...] Este estado da concetualização da problemática não psicanalítica da intersubjetividade contrasta com a importância da interrogação e a dificuldade da sua elaboração no seio da psicanálise. Pode-se perguntar porquê e encontrar confortavelmente uma resposta no seio de receios legítimos de desvio e de reducionismo. Colocar a intersubjetividade como condição de possibilidade da vida psíquica não seria deslocar o campo da psicanálise do intrapsíquico para o relacional ou interaccional"* (Kaes, 1998).

possível compreender o processo; durante o seu curso, existe apenas incerteza.

Passemos agora ao histórico (na psicanálise, mas não só). Se houve uma conceção ingénua da história, isso não apaga a história nem o pensamento sobre a história[61] . Nas chamadas "*sociedades pós-históricas*" espalhou-se um desencanto em relação ao social-histórico, ao pensamento e à praxis lúcida. Será que o partilhamos enquanto cidadãos? E como psicanalistas, a historicidade não pressupõe uma subjetividade instituinte capaz de pensar o seu presente, o seu passado e o seu futuro?

A obsessão pelo problema da verdade histórico-experiencial permaneceu uma questão em aberto até ao fim da obra de Freud. Podemos articular os acontecimentos históricos significativos com as montagens fantasmáticas que acompanham a sua representação psíquica? Articulá-lo com a interpretação do vivido que o sujeito elaborou? Penso que sim. Há muitos psicanalistas que não se preocupam com a verdade histórica, que a consideram uma fantasia retrospetiva projectada no passado. Vamos rever: verdade material / verdade histórico-vivencial / realidade psíquica. Vejamos se têm alguma relação e qual é ela. Trata-se de encontrar relações entre circunstâncias reais (responsáveis por experiências significativas na história de um sujeito) e circunstâncias fantasmáticas (que acompanham a sua representação através e pela realidade psíquica). Entre as duas, interpõem-se as circunstâncias interpretadas.

Nem a fantasia é uma produção psíquica independente de todos os traços de acontecimentos vividos, nem existe um trauma exógeno no qual se inscreve o acontecimento puro, indiferente ao mundo fantasmático.

As relações intersubjectivas e os seus efeitos na subjetividade implicam uma revisão da nossa conceção do sujeito: sistema aberto ou fechado. Um sistema aberto que troca informações e funções entre sujeito e objeto implica uma crise no paradigma da interiorização. "*Amadurecer*" já não é interiorizar.

A realidade psíquica foi pensada por Freud como uma pluralidade de sujeitos. Freud escreveu a Fliess "*Multiplicidade de pessoas psíquicas (...). O facto da identificação admite, talvez, ser tomado à letra*". Só um quarto de século mais tarde é que concebeu uma tópica que as contém. A subjetividade contém esta multiplicidade, num processo que parte da indiferenciação narcísica para a aceitação da alteridade. E a teoria pode ser cada vez mais capaz de dar conta deste

---

[61] A nova história é a história económica, demográfica, técnica, dos costumes, e não apenas a história política, militar e diplomática. A história dos homens, de todos os homens, e não apenas dos reis e dos "grandes homens". A história em movimento, das transformações, e não a história estática. História explicativa, e não apenas narrativa ou descritiva. A história-narrativa vigente na época de Freud propunha como modelo as ciências "objectivas", assumindo uma conceção do objeto histórico como um dado prévio. Baseava-se no pressuposto de que o historiador não constrói a história, mas a encontra. A história-história comportava dois géneros: a história historicizante (do acontecimento), dedicada ao relato político e biográfico, e a história panorâmica, que situava os factos num questionário universal (Hornstein, 1993).

processo, concebendo o eu como um processo identificatório.

A história não tem uma evolução linear. Conhece turbulências, bifurcações, fases imóveis, etapas. É um enxame de devires confrontados com riscos, incertezas que envolvem evoluções, progressões, regressões, rupturas. Graças ao pensamento complexo, o mundo intersubjetivo é algo mais do que "*a relação entre duas ou mais pessoas*". Por exemplo, pode aperceber-se da recursividade entre a história recente e a história das crianças e operar com ela. Se o sistema é "aberto", a manutenção da sua diversidade é inseparável das inter-relações com o meio ambiente (Morin, 1982)[62] .

Do Solipsismo à Intersubjetividade

O aparelho psíquico encarrega-se de processar as excitações que não podem ser descarregadas diretamente para o exterior ou cuja descarga seria indesejável: "*No início, é indiferente que este tratamento interno tenha lugar sobre objectos reais ou sobre objectos imaginados. A diferença torna-se evidente mais tarde, quando o retorno da libido aos objectos irreais (introversão) conduziu a uma estase libidinal*" (Freud, 1914).

A retirada da libido para a fantasia (introversão) é uma estação no caminho para a formação de sintomas: "*Um introvertido não é ainda um neurótico, mas encontra-se numa situação lábil [...]. O carácter irreal da satisfação neurótica e a negligência da diferença entre fantasia e realidade são, por outro lado, já determinados pela permanência no estádio da introversão*" (Freud, 1916). Perante a frustração, o sujeito tem de trocar um modo de satisfação por outro. O ego processa as representações fantasmáticas e converte-as em representações relacionais. O objeto atual desperta a memória do corpo, sensibiliza cicatrizes que apontam para diferentes lutos. Produz assim uma nova distribuição entre fantasia e pensamento. No amor partilhado, o eu é iluminado pelo brilho do objeto. O aumento da autoestima numa relação amorosa satisfatória ilustra a interdependência entre a libido narcísica e a libido de objeto. As duas complementam-se mutuamente.

Não há intersubjetividade investida que não suporte transferências. As sombras dos laços do passado recaem sobre os laços do presente. Se a pulsão de morte predomina, o presente será apenas sombras, sem vida própria. O excesso de fixações, o luto não elaborado, o predomínio da compulsão à repetição, a viscosidade libidinal, ofuscarão o presente.

---

[62] Freud (1926 b) pensava que o ego não só tem como objetivo a adaptação à realidade, mas "*é também possível intervir no mundo externo, alterando-o e produzindo nele deliberadamente as condições que tornam possível a satisfação. Esta atividade torna-se então a operação suprema do ego: decidir quando está mais de acordo com o fim a dominar as suas paixões e a curvar-se à realidade, a tomar partido por elas e a colocar-se em pé de guerra contra o mundo exterior: este é o alfa e o ómega da sabedoria da vida*".

As interpretações e as construções permitem ao analisando apropriar-se de um fragmento da história do seu passado libidinal e reconstruir o seu sentido para o colocar ao serviço da sua *"capacidade de amar e de trabalhar"*. A investigação de objectos reais pressupõe um trabalho psíquico de articulação entre o objeto fantasiado e o objeto real. Que analista valorizaria um *"amar e trabalhar"* que é apenas auto-erótico, anobjectual, e que dizer de uma ação específica?[63]

Quer seja no registo de objeto ou no registo narcísico, o ego necessita de novos espaços e de novos destinatários a quem exigir prazer e reconhecimento narcísico. O primeiro espaço é a família. O segundo espaço é, para a criança, o ambiente escolar; para o jovem, a relação com os amigos, e para o adulto, o ambiente profissional. As exigências têm objectivos parciais: o prazer narcísico ou sexual. Ao longo da vida, o investimento dos dois espaços será preservado. O que muda são as exigências e as ofertas dirigidas aos habitantes de cada um destes espaços. Um terceiro espaço de investidura é a parte do campo social com a qual se partilham os mesmos interesses, as mesmas exigências e esperanças - profissão, comunidade, classe social - (Aulagnier).

Prática psicanalítica: Da Objetividade ao Envolvimento Subjetivo

De vez em quando, releio o que estou a escrever, e com a maior atenção possível. Estarão as ideias, que surgiram das leituras e da prática, a regressar à prática? Postulei (1993) que uma história não é nem uma estrutura imutável nem um caos de acontecimentos aleatórios: é tanto o que permanece como o que muda. É tanto coerências como acontecimentos. As coerências são coerências na medida em que podem resistir aos acontecimentos. Noutros momentos, são destruídas ou transformadas por alguns deles.

Desde a primeira sessão, a "história oficial" é confrontada com aquela que o analista ajuda a construir, analisando as formações de compromisso. Os testemunhos do passado são os sintomas, a transferência, as repetições, as formações caracterológicas, os sonhos e também as memórias.

Alguns autores não procuram verdades históricas, mas sim verosimilhanças. Consideram que *a "verdade histórica" é* uma fantasia retrospetiva projectada no passado e que o objetivo de reconstrução da história é uma ilusão. Em todo o caso, trata-se de uma posição muito diferente da de Freud, que abandonou a teoria traumática em 1897, mas não a aspiração de recuperar a verdade histórica subjacente à *"verdade narrativa"*.

---

[63] *Chamamos normal ou "saudável" a um comportamento que combina certas características de ambas as reacções: que, como a neurose, não nega a realidade, mas que, como a psicose, se esforça por modificá-la. Este comportamento normal, intencional, conduz naturalmente a um trabalho sobre o mundo exterior, e não se contenta, como a psicose, em produzir perturbações internas; já não é autoplástico, mas aloplástico".* (Freud,1924d)

De acordo com Spence, o psicanalista constrói um relato plausível que não tem valor de verdade histórica. Esta construção, ao adquirir uma verdade narrativa, não só molda o passado como se torna o passado. Estas concepções hermenêutico-narrativas questionam o objetivo da análise tal como foi exposto por Freud. São influenciadas pelo pós-modernismo, que relativiza as noções de verdade. Ao diluir a distinção entre "verdade narrativa" e "verdade histórica", a reconstrução passa para segundo plano[64] . Defendem que o objetivo do tratamento é o reforço do eu. A reconstrução só é necessária para ser clinicamente "útil". Nesta polémica, há um obstáculo mecanicista e um obstáculo idealista. O mecanicista consiste em acreditar numa verdade objetivável, em algo fixo e morto que reencontraríamos idêntico a si mesmo. O obstáculo idealista consiste em negar qualquer referência a um núcleo de realidade histórica e em limitar o real ao discurso do aqui e agora (Le Guen).

Freud aceitou que, na impossibilidade de despertar a memória, a convicção sobre a veracidade das construções poderia ser um substituto. Quanto mais arcaica for a experiência que a construção tenta recuperar, mais ela apela ao conhecimento "teórico" e menos à recordação. Mas como é que se distingue a convicção da sugestão? Se a convicção predomina sobre a lembrança, o que o analista enuncia não é por causa do que o analista diz, mas porque o analista o diz.

Uma pergunta assombra o psicanalista: como foi a infância desta criança? Fazer *história*: implica apoderar-se do passado, apropriar-se dele e transformá-lo. A historicização simbolizadora não é uma *"batalha de versões narrativas"*, mas produz uma nova versão da história, construída em comum. Em vez de falarmos de história, devemos falar de *histórias* (identificatórias, de ligação, de narcisismo, de sexualidade, de sintomas, de luto, de traumas). Um certo passado não é abolido, mas ativado (conflitos pulsionais actuais). Freud diferencia a tarefa do analista da do arqueólogo. O analista trabalha com um material vivo: *"Tudo o que é essencial foi preservado, mesmo o que parece estar completamente esquecido: ainda está presente de alguma forma e em algum lugar, apenas enterrado, inacessível ao indivíduo"* (1937).

A atualidade refuta ou confirma as fantasias? Freud (1937) escreve: *"Se um conflito pulsional não é atual, não é exteriorizado, é impossível influenciá-lo*

---

[64] A "narratividade" pode ser entendida como uma abordagem do ser humano que atribui uma importância primordial ao modo como ele formula a sua existência para si próprio sob a forma de uma narrativa mais ou menos coerente. [Do ponto de vista da prática analítica, a atitude narrativa consiste em privilegiar, em relação a uma recordação do passado ou a uma verdadeira reconstrução do mesmo, a construção de uma narrativa coerente, satisfatória, integrada. Os principais autores que proclamam este ponto de vista (Viderman-Spence-Schafer) sublinham a importância de uma tal narrativa como força motriz da cura [...]. Dayan mostrou claramente como continua prisioneiro de uma oposição ingénua entre um puro imaginário, dito fantasma, e uma "realidade", uma objetividade absoluta do acontecimento que a memória não modificaria em nada" (Laplanche, 1999).

através da análise". O paciente só será tocado pelas interpretações *"que afectam os conflitos efectivos no seu interior, por enquanto. Tudo o resto deixá-lo-á frio"*. Os conflitos pulsionais latentes são reactivados em função da experiência atual.

Freud assinalou a heterogeneidade do aparelho psíquico[64] e o modo como se inscrevem diversas formas de temporalidade. A história não se reduz nem aos traços visíveis que deixa, nem àquela cuja memória é preservada pelos traumas. Não há *uma* história, mas várias que se entrelaçam, se misturam e, por vezes, se opõem. Freud pensou em traços inscritos no psiquismo antes da aquisição da linguagem que não podem ser recordados, mas cuja reativação induz um retorno transacional: *"um núcleo de verdade, em suma, perdido no meio de produções psíquicas que o tornaram irreconhecível, mas que permanece verdadeiro quando se tem em conta as deformações que sofreu. A sua insistência, assinalada na repetição, só poderia ser, segundo Freud, a tradução de acontecimentos efetivamente ocorridos e nunca a de um puro fantasma incapaz de adquirir tal poder na insistência compulsiva. Assim, a verdade poderia ser deduzida da relação entre um efeito presente compulsivo que deforma o que outrora se perdera para sempre, e um passado necessariamente deformado e não rememorável, mas inscrito com força suficiente para induzir a repetição e ser portador de traços significantes"* (Green, 2000). (Green, 2000)

Na nossa praxis, convergem a escuta analítica, o que foi incorporado do sistema concetual e que determina o audível e o inaudível (teorização flutuante) e as representações, imagens, sentimentos produzidos pela imersão na relação transferencial (contratransferência).

Será possível pretender que fórmulas simples nos permitem compreender o processo analítico? Não, analisar é hipercomplexo: escutar com atenção flutuante, representar, fantasiar, experimentar afectos, identificar, recordar, auto-analisar, conter, apontar, interpretar e construir.

"Um dos pilares fundamentais do método científico consiste na dialética de princípio entre a teoria (que representa o mundo ou uma parte dele) e a experiência (que perturba o mundo e toma nota das consequências que daí advêm). A teoria, que pertence ao universo das ideias, é um exercício mental. A experiência, que não pode
a ser retirado do universo dos objectos, é, por seu lado, uma prática material" (Wagensberg, 1998).

Felizmente, alguns analistas, a começar pelo primeiro, não amarram as suas práticas às teorias. Nem reprimem as incongruências saudáveis. Embora a tentação do dogmatismo seja grande. O dogmatismo, nalguns casos, pode ter uma modalidade técnica idealizada a partir da qual muitos são inanalisáveis, pessoas que, por causa dos benefícios secundários que obtêm do seu sofrimento, ou por causa das suas modalidades transferenciais, ou porque não têm vida fantasmática, ou porque estão a agir ou a somatizar, são encaminhadas para uma psicoterapia previamente desvalorizada.

Longe da "neurose boa e leal" surgiu a possibilidade de entender a contratransferência como uma criação, em vez de a considerar como um ajustamento defeituoso com o analisando. Uma causalidade linear supõe que a tais causas correspondem tais efeitos. A causa pode ser o dizer do paciente (identificação projectiva por meio da identificação projectiva) ou a história do psicanalista. E o efeito é a contratransferência. A contratransferência pode ser pensada na trama de uma causalidade recursiva. O estruturalismo postulava que o todo é mais do que a soma das partes. Mas a produção é mais do que o todo. A contratransferência é a produção (e não a reprodução) do espaço analítico, se concebermos o psiquismo como um sistema aberto auto-organizador que combina permanência e mudança.

O homem continua a interrogar-se sobre o que há de novo debaixo do sol. Mas nós, psicanalistas, também nos perguntamos se há algo de novo na nossa prática. Nas pessoas com organizações narcísicas e estados *borderline,* a configuração do objeto é muitas vezes variável. O que é constante é o papel determinante do outro, porque está lá ou porque não está lá. Retiram-se quando sentem que o outro ameaça o seu frágil equilíbrio. Ou agarram-se ao outro para não perderem, se o outro se afastar, a representação de si e do outro. As defesas situam-se em relação aos vínculos.[65]

O que fazer: substituir uma problemática centrada na angústia de castração por outra centrada em angústias que exprimem uma labilidade das fronteiras entre o ego e o objeto? Ou procurar uma certa articulação face à pluralidade das angústias?

O investimento narcísico está ao serviço da regulação do sentimento de autoestima ou tem a função de preservar a coesão do sentimento de si. Kohut postulou que, devido à ausência ou defeito do tecido identificatório, as relações de objeto são substitutos para este défice. Com a noção de défice, Kohut conceptualiza um trauma por defeito. O défice privilegia as falhas do objeto externo na provisão das necessidades narcísicas da criança, e a angústia de desintegração refere-se ao desamparo psíquico. Ela não decorre do perigo da

---

[65] Nestes casos, a defesa é dirigida para o exterior. É urgente prolongar a reflexão freudiana sobre a cisão e o desmembramento. A cisão está inicialmente ligada a patologias graves. Perante certas realidades externas, o ego pode defender-se através da cisão, desligando os conteúdos perceptivos (repressão vertical). O ego sustenta duas atitudes opostas, sem que elas entrem em conflito e, portanto, sem a formação de um compromisso. A relação eu-realidade é sempre conflituosa, as *"alterações do eu"* são universais.

libido, mas de uma ameaça devida à irrupção das quantidades. A angústia de sinalização, por outro lado, funciona quando o eu é coeso. Défice e conflito não são alternativas incompatíveis, mas articuláveis[66] .

O sofrimento diz respeito ao sujeito que enfrenta a perda, a rejeição, a desilusão que lhe é imposta por um outro investido. A distância e a indiferença tornam-se escudos eficazes contra as afrontas do outro e da realidade. Por outro lado, investir o objeto é expor-se ao abandono e reavivar as angústias de fusão e de separação. O desinvestimento, ao serviço da pulsão de vida, preserva a possibilidade de investir novos objectos. Será que o luto patológico pode ser evitado quando o psiquismo desinveste todos os substitutos possíveis?

A relação entre os outros investidos, os duelos e as identificações conduz a uma revisão da conceção do sujeito. Pensar num sistema aberto que troca informação-energia, mas também funções entre o sujeito e o objeto, implica - como já referi - uma crise no paradigma da internalização: uma valorização do registo intersubjetivo e das múltiplas realidades reais que cada um habita.

---

[66]Ver capítulo sobre os estados-limite.

CAPÍTULO 4 SIMBOLIZAÇÃO, INTERSUBJECTIVIDADE E DIFICULDADES DE APRENDIZAGEM

Quando fui convidada para este painel[67] e percebi que o iria partilhar com Ricardo Rodulfo e Mirta Casas de Pereda, perguntei-me se os organizadores se teriam enganado ou se teriam sido demasiado amáveis. O trabalho prático e o trabalho teórico de Rodulfo e Casas de Pereda estão enraizados no que será discutido aqui hoje. Será que o meu também? Aos poucos, cheguei à conclusão de que sim. Na minha prática como psicanalista enfrento, claro, problemas de aprendizagem, mas não é a psicanálise que enfrenta a repetição que impede a metabolização do novo? O sujeito é um sistema auto-organizador cuja tarefa é converter os ruídos traumatizantes em informação complexificante. Como pensar a aprendizagem como um processo de auto-organização? Não apenas os conteúdos são incorporados, mas também a organização psíquica é modificada.

Uma subjetividade que não pudesse ser modificada pelo novo estaria condenada a um fechamento mortal.[68] Não poderiam as diversas definições de Freud sobre os objectivos da análise resumir-se na passagem da repetição à recordação e à reelaboração, para a qual é necessário elaborar o luto por um mundo infantil, sem o qual o investimento do presente e do futuro seria limitado? O objetivo da resolução das fixações é a deslocação dos afectos dos objectos e das situações do passado para a vida presente. Freud comenta este facto em "*O Homem dos Lobos*" (1917): "*O tratamento psicanalítico não pode produzir um ímpeto subversivo instantâneo e uma igualização com o desenvolvimento normal, mas apenas remover os obstáculos e tornar o caminho transitável para que as influências da vida venham a dar melhores direcções ao desenvolvimento*".

Foi Freud quem descobriu a "analisabilidade" das pessoas, a acessibilidade do psiquismo ao tratamento, porque pôs em causa o lugar-comum da "normalidade". Vale a pena repetir a sua frase: "*a patologia mostra um rasgão onde normalmente existe uma articulação*". Do sonho ao sintoma, do luto à melancolia, do sono e da paixão ao narcisismo. Freud vai do normal ao patológico. Mas também do patológico ao normal: do sintoma ao sonho, da perversão à sexualidade, da psicose ao ego, do fetichismo às crenças, da hipocondria à erogenização do corpo, da esquizofrenia paranoica à génese da consciência moral, da melancolia à identificação e ao superego.

A ideologia naturaliza o histórico. Penso que a clínica da aprendizagem pode contribuir para a psicanálise em temas como a pulsão de saber, o ideal do

---

[67] Mesa de abertura "Processos de simbolização e novos problemas para a clínica psicopedagógica", 18 e 19 de maio de 2001. Faculdade de Psicologia da Universidade de Buenos Aires.

[68] O mesmo acontece com as teorias ou instituições que, se se fecharem em si mesmas, empobrecem e desaparecem.

ego, a sublimação, as inibições, a criação, o pensamento (em todos os seus estados e dificuldades), a simbolização, a passagem da endogamia à exogamia. Temas, como tenho vindo a dizer, aos quais a psicanálise é devedora.

Na clínica psicanalítica, abundam as inibições intelectuais, o tédio e o desprazer da reflexão, o vazio de pensamento. Freud (1926) soube escutar nas inibições o papel da hipersexualização, da autopunição e da diminuição da energia (típica dos estados depressivos). E a nossa tarefa é continuar a escutar.

O desejo de saber

Digamo-lo mais uma vez. A criatura humana nasce desamparada, psiquicamente prematura. O mundo sobrecarrega-a. A realidade antecipa as suas possibilidades de resposta. A mãe dirige-lhe um discurso de cujo significado ela só mais tarde se poderá apropriar. Ela é porta-voz e intérprete. Ela beira o excesso. Excesso cujas últimas consequências seriam privar a criança de um pensamento autónomo. Um excesso limitado, suportável, se a mãe renunciar a ocupar para sempre o lugar de dispensadora de todas as fontes de prazer e de conhecimento.

O objeto da vontade de saber são os objectos investidos, com a ilusão de que esse "saber" garante a sua presença: De onde vêm as crianças? É uma interrogação de origem. Para além do leite, o psiquismo pede sentido, precisa de organizar tudo o que parece desordenado. A origem. Para domar o que pensa sobre a sua origem, a criança cria as suas teorias sexuais. A criança está rodeada de enigmas. O primeiro, o nascimento de uma criança. Acontecimento traumático. De um ponto de vista quantitativo, é uma excitação difícil de ligar. Do ponto de vista qualitativo, ultrapassa as possibilidades de elaboração simbólica[69].

As fantasias originais dramatizam a origem de uma história e geram as teorias sexuais infantis. Na da cena primária, representa-se a origem do sujeito, na da sedução a emergência da sexualidade e na da castração a origem da diferença entre os sexos.

As crianças recebem as respostas dos adultos e "a partir *desta primeira deceção e rejeição, alimentam a desconfiança em relação aos adultos, adquirem um vislumbre de algo proibido que os 'adultos' querem manter em segredo para elas e, portanto, cercam de sigilo as suas investigações posteriores [...]....] A partir deste conflito psíquico, pode rapidamente desenvolver-se uma "fratura psíquica"; uma das opiniões, aquela que traz consigo o "bem", mas também a*

---

[69] O desejo de saber das crianças não é despertado como consequência de uma necessidade inata de saber, mas sob o aguilhão de pulsões egoístas: "*A retirada da assistência parental, corretamente experimentada ou temida, o vislumbre de ser obrigado a partilhar para sempre todos os bens com o recém-chegado, tem o efeito de despertar a vida de sentimento da criança e de aguçar a sua capacidade de pensamento*" (Freud, 1908).

66

suspensão da reflexão, torna-se a dominante, consciente; a outra, para a qual o trabalho de investigação trouxe entretanto novas provas que não deveriam ser válidas, torna-se abafada, "inconsciente". Constitui-se assim o complexo nuclear das neuroses" (Freud, 1908).

Várias frentes de conflito. A partir delas, nasce (se é que nasce) a autonomia intelectual. A vontade de saber é marcada por aquilo que, desde a infância, deixou como efeito um diálogo interiorizado com aqueles que detinham o suposto objeto do saber. Quando os sistemas cooperam, o pensamento cria. A racionalização, por outro lado, é um pensamento que não cria, um mecanismo defensivo que se defende contra a irrupção dos afectos. "Consideremos o *contraste perturbador entre a inteligência radiosa de uma criança saudável e a debilidade do pensamento do adulto médio. Será impossível que a educação religiosa seja em parte responsável por esta relativa mutilação? [...] O retardamento do desenvolvimento sexual e a aceleração da influência religiosa: eis os dois pontos capitais do programa da pedagogia atual*" (Freud, 1927).

O traumático é deixar de ser o centro do universo: sua majestade o bebé. É isso que leva a criança a teorizar. A linguagem é o primeiro objeto a ser investido. A apropriação pela criança de um primeiro conhecimento da linguagem marca uma viragem decisiva na relação do sujeito com o mundo, ao colocar neste caso face a face a experiência afectiva e a designação de que será necessário apropriar-se para a adaptar à realização da procura. Recapitulemos as questões em jogo: os motivos do pensamento têm a ver com o medo de ser despejado (a urgência da vida). A questão central é saber de onde vêm as crianças. O pensamento é sustentado pela pulsão visual e pelos interesses egoístas. Dá origem a conflitos: primeiro o engano e a rejeição, a desconfiança, as opiniões que não são correctas para os adultos, o conflito entre o "ser bom" e a suspensão do pensamento. A curiosidade converge para os laços primordiais, e estes tornam-se centros de irradiação a partir dos quais o mundo adquire um valor libidinal, ponto de partida do interesse intelectual (Avenburg).

<u>Estas teorias sexuais, que encontraram refúgio no inconsciente, não desaparecem com a idade, mas sucumbem, no todo ou em parte, à amnésia. Elas ligam o que os pais dizem com o que fazem e têm o cuidado de esconder, e onde só o recurso à imaginação pode propor soluções (Green, 2000).</u>

O recém-nascido ocupa um lugar dentro de uma realidade cultural pré-processada pela mãe. Tornar a palavra adequada ao afeto implica dificuldades inevitáveis, uma vez que o afeto transborda todas as palavras. Haverá sempre uma distância entre o vivido e o verbalizável. Poderíamos falar de um hiato aceitável, ou de um hiato suficientemente bom, sem o qual a constituição do ego e do pensamento é afetada.

Se a pulsão de saber é sustentada pelo prazer do outro, a criança pode identificar-se com esse pensador desejado pela mãe. É assim que a libido de objeto (ligada à mãe) se torna o investimento narcísico de uma representação do ego que sustenta a atividade do pensamento.

É a partir do ideal que se gera a repressão. Qual é o ideal materno em termos do pensamento da criança? A repressão pode ser dirigida ao conteúdo (contradizendo a moral convencional) ou ao processo de pensamento. Em *Psychoanalytic cure and sublimation* (1988) distingui quatro avatares:

1. *Repressão do conteúdo, mas não do prazer do pensamento*: o pensamento pode continuar a ser uma fonte de prazer nas suas deslocações para a curiosidade em geral. 2. Repressão *do conteúdo mas não narcisização do pensamento*: inibição neurótica.

3. *Repressão do conteúdo e conservação da atividade do pensamento com retorno posterior do reprimido*: erotização do pensamento caraterística do pensamento obsessivo.

4. *Ataque ao pensamento*: quando o pensamento da criança ameaça o narcisismo materno.

Falar é a coisa mais natural do mundo. E, ao mesmo tempo, a coisa mais artificial do mundo. O neurótico. Ou aquilo que exprime a lacuna, o custo da lacuna, a neurose. A criança está à custa dos cuidados maternos, a começar pela fala. O discurso materno pode trazer a ameaça da privação da fala. A descoberta de que a fala pode ser verdadeira ou falsa é tão importante quanto a descoberta da diferença entre os sexos. A mãe pode investir o pensamento da criança se aceitar a sua alteridade. Se a mãe reconhece que não pode saber o que a criança pensa, o pensamento da criança pode ganhar um prémio de prazer. O exercício do direito de pensar implica o luto da certeza perdida. A dúvida é o equivalente da castração no registo do pensamento. Pensar, duvidar do que se pensa, ter de o verificar: são estas as exigências a que o ego não pode fugir. O ego não aceita uma idéia pelo prazer ou prestígio do enunciador: as afirmações serão submetidas ao teste da verdade ou da falsidade. É instituída uma terceira instância que desempenhará o papel de fiador (Aulagnier).

Quando a ilusão é activada, a verificação da realidade[70] é obscurecida. O representante do eu ideal prevalece: todo o grupo ou o seu líder. É o que acontece no enamoramento e na hipnose.... Já se disse. Mas tem sido dito com menos frequência que também acontece na psicanálise, quando a relação transferência-

---

[70] O teste da realidade consiste em distinguir entre percepções internas e externas. Uma representação é real quando podemos encontrar o seu objeto no mundo exterior. "*O não-real, o meramente representado, o subjetivo, é apenas interno; o outro, o real, também está presente lá fora*" (Freud, 1925b).

contratransferência transforma o psicanalista no repositório vitalício do narcisismo do analisando, que projectou nele o ego ideal.

A vontade de saber e a formação dos analistas

Há muitos anos que me dedico ao ensino da teoria e da praxis analíticas. Espero que estas reflexões possam ser úteis para outros processos de aprendizagem, uma vez que provêm da minha própria prática.

Um psicanalista herda uma tradição, cujo núcleo é uma identificação com Freud, com esse investigador que diz: "*Já não acredito no meu neurótico*". Este não acreditar, este não se fixar no que já foi dito e escrito, não anuncia apatia, mas sim criação, fantasia, teorização. O excesso de investigação do que já foi pensado muitas vezes congela a busca. O que Freud faz, como muitos criadores, é investir o caminho e não apenas a pousada. "*Já não acredito no meu neurótico, mas tenho a sensação de um triunfo e não de uma* derrota"[71] . O que é investido é ele próprio como sujeito desta pulsão de saber.

O colapso da teoria da sedução foi marcado por uma crise de confiança na capacidade de Freud de utilizar as provas fornecidas pelas fantasias dos seus pacientes para reconstruir a história real de sequências de acontecimentos. Este colapso foi transformado num "*triunfo*" pelo seu reconhecimento de que as fantasias podiam ser lidas como produções inconscientes e não como meros acontecimentos esquecidos. As

Os "*embelezamentos*" e as "*sublimações*" da fantasia já não eram tanto ornamentos a demolir como revelações da atividade psíquica inconsciente. Eram aberturas para uma "*realidade psíquica*" que não era passiva e objetiva, mas ativa e subjectiva.

A ferida narcísica de não acreditar no seu "neurótico" é "curada" por um projeto preservado: "*Não estou desanimado, confuso, fatigado*". No pensar, como no viver, o investimento do futuro é necessário. Freud antecipa um saber posterior como recompensa de um trabalho intelectual rigoroso que não evita a autocrítica referindo-se ao que se pensa, mas não ao que é pensado; referindo-se ao que foi descoberto, mas não ao que está por descobrir. Para pensar, é necessário tanto a investidura do eu real como o devir desse eu. Este "tornar-se" é aquele por meio do qual o "eu" propicia a sua própria alteração.

---

[71] *"Ao longo de toda a sua obra, Freud não deixará de repetir, sempre que recorda a sua célebre viragem de 1897, que seria errado, no entanto, concluir daí que a invocação do trauma é sempre desprovida de fundamento. Pelo contrário, ela é muito mais frequente do que se suspeita. Resumamo-lo numa palavra: o traumatismo é o conjuntural, o acidental, o aleatório; o fantasma é o estrutural, o regular, o constante"* (Green, 2000). O abandono do *neurótico* não significa o abandono do traumatismo mas da teoria traumática (da presença de uma etiologia traumática em *todos os* casos).

Para os analistas em formação, esta deve ser a identificação primária e constitutiva. *Não uma identificação freudiana, tão próxima da idealização, mas o seu modo de interrogação.* Na identificação, o idealizado torna-se património egóico, tornando possível a atividade sublimatória. É somente a partir dessa apropriação que se torna viável pensar a partir de Freud.

Se Freud deixa de ser a sua obra, mesmo que a sua obra deixe de ser uma obra aberta, isto é, uma referência à origem ou à história, então a sua obra ou a sua figura torna-se o suporte de um eu ideal e qualquer questionamento é vivido como um ataque às referências identificatórias que cumprem funções narcísicas (Waisbrot).

A psicanálise é um saber instituído e instituinte. O instituído impulsiona o instituinte, mas também o expulsa. Releiamos a "*Apresentação Autobiográfica*" e veremos a desconfiança de Freud em relação ao saber instituído, o cuidado que ele tem em não pertencer à "*maioria compacta*", ao consenso cómodo.

As ideias rígidas tomam a forma de slogans e são apresentadas como pontos de certeza identificáveis que devem permanecer imutáveis. Os pormenores são meticulosamente revistos, mais acessíveis do que os princípios, muito mais acessíveis do que o magma em que os princípios foram gerados. Os slogans são um contra-investimento a um processo de pensamento atacado.

O facto de não conhecermos o terreno coloca-nos a nós, analistas, se formos viajantes, na mesma situação que qualquer viajante que não conheça o terreno. E o que é uma historicização defeituosa senão uma relação neurótica com os textos? Não conhecer a obra de Freud condena-nos à reminiscência[72] ou à repetição. Não seria melhor optar pela memória e pela reelaboração? A dimensão diacrónica da teoria freudiana não favorece certamente as sínteses simples. A leitura deve respeitar a literalidade, deve esforçar-se por deduzir as exigências fundamentais. "*Trabalho de filiação*", Laplanche chama à elaboração psíquica que permite o afastamento do progenitor, mas continuando a sua obra.

As perguntas, a clínica e os textos são causa-efeito da vontade de saber. Como tal, tem um deslizamento metonímico que não deve ser travado pela fetichização de qualquer discurso. Toda a leitura é feita a partir do horizonte de uma história com o alcance dos meios que a contemporaneidade nos permite. Assim, não é certo, mas é provável que se chegue a formulações que modifiquem a abordagem do problema.

Mesmo quando Freud estava vivo, a psicanálise não era monolítica. Havia e há diversas linhas teóricas e diversas práticas clínicas. Foi isso que se instituiu.

---

[72] Freud disse que os histéricos (e em 1937 acrescentou os psicóticos) sofrem de reminiscência. A reminiscência é algo diferente da memória. A reminiscência refere-se à vaga recordação de algo (na arte, o termo é utilizado quando uma obra recorda outra ou mostra uma certa influência).

Um enorme capital acumulado. Mas também o instituinte, na medida em que esse capital está em permanente investimento produtivo, o que às vezes nos faz esquecer que, hoje, os fundamentos são os fundamentos freudianos. As fundações e o gatilho. *Porque Freud não é suficiente.*

Enredo e pensamento pulsional

Depois deste desvio pela vontade de saber na formação analítica, volto ao tema que nos convoca.

Como é que se passa da pulsão ao afeto, à representação da coisa e à representação da palavra? Como é que se pensa a relação entre a pulsão e o pensamento? A representação não é apenas um correlato somático do corporal. O aparelho psíquico processa os "ruídos" do corpo, bem como os da cultura, da história, da linguagem. Ruídos que ele deve transformar em informação.

Entre o corpo biológico e o representacional existem diferentes camadas. E um trânsito entre elas. A pulsão, uma exigência de trabalho, de transformação: o corpo ligado ao psiquismo exige-lhe algo. A relação entre a pulsão e a sua representação não é a de uma essência com a sua expressão psíquica, mas o efeito de uma ligação, de uma fixação, de um encontro entre elementos exteriores. Duas concepções da pulsão estão presentes na obra de Freud: uma endógena, que invoca um fundamento biológico; outra, que concebe a pulsão como uma articulação do intersubjetivo e do corpóreo, que abandona a perspetiva endogenista.

O biológico é apresentado no freudianismo como origem, como modelo e como fundamento. A origem pressupõe uma anterioridade. É evidente que o vivo é anterior ao cultural. "*Mas, pelo contrário, o biológico que preside à génese do psiquismo humano a partir de um fundamento vital, ou seja, o biológico que preside à relação entre o psiquismo e a vida porque a emergência do psiquismo humano é ela própria regida pelo biológico: este é o mais duvidoso. Duas evidências: a precedência do biológico e a presença do modelo biológico no psiquismo; uma conclusão duvidosa: que esta evolução do psiquismo humano é ela própria regida por uma lei biológica*" (Laplanche).

Após o encontro boca-peito, constitui-se um objeto. Mas nesta fantasia auto-erótica, não há uma história presente nos pais? O auto-erotismo é um estado secundário: segue-se à ligação com um outro que satisfaz a necessidade.

Para Bion, o crescimento mental consiste na extensão do pensamento e da aprendizagem a partir da experiência emocional. O significado simbólico constitui-se através da mediação entre a frustração implícita no pensamento, por um lado, e o contacto com as raízes afectivas através das quais os pensamentos surgem, por outro. Pensemos no aspeto psicótico como um empobrecimento da experiência subjectiva. A inveja e o ódio excessivos, quando fundidos com a identificação projectiva, tendem a esvaziar o pensamento de sentido. Estes ataques ao pensamento geram uma ansiedade intensa que impulsiona ainda mais a evacuação da dor (na identificação projectiva) através da fantasia omnipotente e da negação. O pensamento (como processamento de estados afectivos) contribui para a geração de experiência criativa e mudança psíquica. Ao "*tornar pensável o impensável*", emerge a subjetividade reflexiva. O sujeito descobre a multiplicidade do mundo do pensamento, da abstração e da simbolização. A realização do pensamento e a própria formação de símbolos permitem ao sujeito um contacto afetivo. O pensamento refere-se não só aos estados psíquicos (representações, sentimentos, desejos) mas também à interação entre o eu e o outro. Bion propõe uma definição de subjetividade em que o pensamento é processado e vivido pela capacidade do sujeito de processar a frustração implícita no pensamento. O processamento do eu e do outro através de ligações relaciona as representações intrapsíquicas e as relações de objeto: a "*barreira de contacto*" entre o consciente e o inconsciente, as frustrações que devem ser toleradas em termos de perda e ausência de objectos, a impossibilidade da verdade absoluta. Bion concebe o pensamento como uma abertura à complexidade da mente. A experiência surpreende sempre. As pessoas e os acontecimentos têm diferentes níveis de significado e só são reconhecíveis através do pensamento. Para Bion, o trabalho intrapsíquico e interpessoal essencial é o "pensar". Quanto mais a complexidade e a ambivalência puderem ser exploradas e toleradas, mais subtil e rica tende a ser a constituição subjectiva.

É difícil tolerar a ambivalência e a frustração do pensamento imaginativo. O sujeito tende para o que já é conhecido, em vez de descobrir uma nova experiência. Em vez de tentar modificar a frustração no e pelo pensamento, a experiência é traduzida em termos de guiões pré-estabelecidos de uma realidade sempre igual a si própria. Há duas abordagens para lidar com as complexidades. Uma é a intolerância à frustração, em que o sujeito traduz os acontecimentos e as experiências em termos de velhas categorias de pensamento, a fim de manter um certo nível de auto-proteção face a uma multiplicidade de perspectivas e visões do mundo. A outra abordagem, mais laboriosa e criativa, consiste numa espécie de ambivalência flutuante, em que todos os aspectos da complexidade da experiência estão abertos à exploração. Esta última solução implica uma elaboração de ansiedades contraditórias. O sujeito está sempre dividido quanto ao processamento das formas potenciais do "*impensado*". Por catástrofe, Bion entende a experiência em que a relação entre o sujeito e o mundo é desarticulada, exigindo assim a sua reinserção em relações de identidade e diferença. Uma elaboração pós-catastrófica requer um pensamento sobre aspectos impensados da experiência, um pensamento que pressupõe a criação de um contacto com desejos e fantasias, miragens e sonhos. Uma catástrofe liberta a diferença do jugo da repetição e gera a abertura da imaginação à contradição.

Winnicott salienta que o pensamento se desenvolve através de uma zona de transição, combinando fantasia e realidade, mundo interno e externo. A construção de um objeto transicional é vivida como uma extensão da mãe, bem como uma parte separada da psique da criança. Os objectos transicionais facilitam a capacidade de brincar e a criatividade. O espaço de transição é o meio fundamental para a entrada na vida social e cultural, permitindo a exploração da fantasia e do afeto em termos simbólicos.

Winnicott sublinha que a mãe proporciona uma continuidade de existência, "abriga" o bebé num ambiente criado por ela e promove o seu crescimento. No entanto, tendo como pano de fundo esta constância que lhes proporciona um alívio recíproco, mãe e filho negoceiam continuamente uma experiência intersubjectiva que gira de forma coesa em torno dos rituais de necessidade psicossomática: amamentação, mudança de fralda, conforto, brincadeira e sono.

O conceito de espaço intermediário ou potencial tem o mérito de especificar as condições de possibilidade da simbolização, na medida em que pressupõe que a transitoriedade tem lugar no lugar de um reencontro potencial, onde a separação teve lugar. Na condição de que esta separação não tenha consequências insuportáveis para a criança. Não se trata apenas de recuperar o que foi perdido, mas de revelar nos reencontros o que é novo e diferente. Winnicott chama *"criatividade primária"* à experiência do primeiro esboço que o bebé faz da perda do objeto que cuida dele. Ele designa como *"espaço intermediário"* de experimentação um espaço potencial no qual participam tanto a realidade interna quanto o mundo externo[73].

Para Green, uma teoria do pensamento articula: 1. A fronteira entre o interior e o exterior. 2. Representação. Relação entre processos psíquicos intrasubjectivos e intersubjectivos. 3. A vinculação na sua relação com a desvinculação. Representar é vincular, mas pensar é re-vincular representações. 4. Abstração. É o carácter mais específico do pensamento. Supõe uma "purificação" dos derivados pulsionais e da sua carga afectiva. O pensamento deve distanciar-se dos derivados pulsionais, mas não tanto que perca o contacto com as suas raízes afectivas. Entre a representação e o nascimento do pensamento, deve ser instituída uma *alucinação negativa* da representação do objeto para que possa surgir uma

---

[73] Bollas (1987) descreve a mãe como um *objeto transformacional*. A representação interna que a criança faz da mãe é um processo e não uma imagem de um objeto com qualidades concretas.

representação das relações entre as várias representações. A amputação da referência ao prazer sexual conduziu a um desencorajamento da vida psíquica. Por outro lado, os fantasmas arcaicos, impregnados de destrutividade, colocam a questão do motivo do progresso do psiquismo, limitado, neste contexto, à evitação do perigo. Neste caso, não há outra saída senão a da reparação, enquanto a via aberta por Freud salvaguarda a predominância libidinal.

No processo primário, observam-se os registos *energético* (tendência para a descarga, mobilidade da energia), *representacional* (condensação, deslocação) e *categorial* (ausência de negação, dúvida ou qualquer grau de certeza, não sujeição aos dados do espaço e do tempo). O mesmo se observa no processo secundário: a energia é vinculada, possibilitando experiências mentais que testam as várias vias até à concretização da ação específica. O pensamento associa a elevada carga de atenção à deslocação de pequenos investimentos que a tornam possível. *"O pensamento é um trabalho experimental com pequenos volumes de investidura, semelhante às deslocações de pequenas figuras no mapa, antes de o general pôr em movimento as suas massas de tropas"* (Freud, 1932).

O princípio do prazer tende a apresentar a alteridade como identidade. O princípio de realidade é o conjunto de categorias às quais o sujeito deve aderir para ter conhecimento do corpo, do mundo e do psiquismo. Na medida em que não se limita a "reproduzir" a perceção através da memória, mas modifica o percebido através da encenação do desejo, a representação do objeto fornece ao aparelho psíquico um duplo trabalho de elaboração, de construção e de desconstrução, que mediará doravante a sua relação com o mundo interior e o mundo exterior.

Que correlações podem ser estabelecidas entre a produção simbólica e a história libidinal e identificatória?[74] Porque é que a curiosidade é inibida? Como se processa a passagem dos objectos primários a objectos de escolarização?

Nas perturbações de aprendizagem, que lugar atribuímos aos desejos, aos ideais, aos lutos não processados, às capturas, às proibições, aos traumas, aos ataques à alteridade por parte de outros primordiais? Quais são as relações entre a microcultura familiar e o ambiente escolar? Qual a contribuição desta clínica para a psicanálise?

Silvia Schlemenson (1999) lembra que a energia psíquica utilizada para o conhecimento é libidinal e remete a objetos primordiais. O pensamento é um

---

[74] Kristeva (1996) estabelece uma génese: primeiro, a *separação do objeto materno*, através de uma identificação *com o pai que é já a inscrição do terceiro*. Segundo estádio: estádio do espelho. Terceiro: investidura narcísica do ego. Quarto: a posição depressiva. Estamos em presença da sublimação. A investidura da linguagem exige uma certa retirada da libido do objeto: "Eu" não invoco o seio, "eu" não invoco a mãe, "eu" não invoco a minha capacidade de produzir signos. Estamos a assistir ao início do prazer intelectual, que se prolonga em toda a atividade criativa.

processo que reedita situações prazerosas e evita sofrimentos sofridos. A riqueza simbólica depende não só da estabilidade do vínculo com a mãe, mas também das suas propostas de simbolização. Em 1988 defini a capacidade sublimatória como a identificação com a potencialidade simbolizadora dos outros investidos. Para Schlemenson (2003), se a representação social do mundo for pobre ou ausente no discurso materno, ou se o pai não fornecer emblemas ou ideais ligados à cultura, geram-se situações de clausura libidinal que empobrecem a capacidade de simbolização da criança. *"Quando os pais da criança receberam feridas narcísicas que os enfraquecem por perdas súbitas de posição social, de emprego ou de rendimentos, sofrem situações de enfraquecimento emblemático que se ressentem dos canais de aproximação identificatória por parte da criança; perde-se a confiança dos pais no futuro e fracturam-se as cadeias de uma transmissão suficientemente sólida para promover a entrada da criança no campo social"*.

Que lugar ocupa o outro primordial nos processos de simbolização subsequentes? Se o investimento de qualquer tarefa exige o predomínio do prazer sobre o desprazer, o que acontece quando, por razões diversas, o sofrimento predomina na aprendizagem? Quais são as consequências para a autoestima? O sentimento de autoestima está exposto a vários ventos[75].

Como é que um défice de autoestima afecta o processo de aprendizagem? Que relações podem ser estabelecidas entre a família, os ideais familiares e os ideais sociais?

O narcisismo é a investidura pulsional do ego. A sua consideração não é possível isolada do Édipo e dos seus grandes eixos: identidade e diferença, desejo e interdição, eu e alteridade. Freud estabeleceu uma sucessão de fases: autoerótica, narcísica, homossexual e heterossexual. E cada um dos quadros que revelam fixação a estas fases tem, sem dúvida, as suas modalidades próprias de simbolização. É altura de explicitar quais são elas.

O narcisismo é simultaneamente um modo de objeto com características específicas e a contrapartida da objectualidade. Não é apenas um estádio, é um registo sempre presente: confronto especular na paranoia, retração libidinal na melancolia, negação da alteridade sexual, omnipotência do pensamento na obsessão, mas - não esqueçamos - é constitutivo da investidura do ego.

Talvez seja uma questão de renovar o paradigma. Talvez seja suficiente evitar algumas armadilhas. O que se passa atualmente na psicanálise francesa é ilustrativo. Há um interesse sustentado por uma teoria do ego e do pensamento e uma colocação em primeiro plano do problema do narcisismo e dos ideais; uma revalorização da ilusão como transformadora da realidade, em vez de uma

---

[75] Ver o capítulo sobre a depressão.

idealização niilista do desencanto. A megalomania do significante está a ser redimensionada; a exorbitância da linguística a partir da qual a diacronia não era mais do que o desenvolvimento das formas já não tem a aceitação acrítica de então (Hornstein, 2003).

Piera Aulagnier escreve: *"O que significa pensar, em que condições essa atividade é possível e pensável, são questões que começam a ocupar o primeiro plano da cena. Há certamente um longo caminho a percorrer, mas parece-nos um bom augúrio para o futuro da nossa disciplina ver que, longe do ruído das novas modas ou do esmagamento taciturno dos dogmas, começa a surgir um caminho a seguir".*

A psique, ao transformar o acaso em organização, ao aumentar a sua complexidade, engendra novas formas e desenvolve potencialidades. A complexidade designa a aptidão para admitir e utilizar mais desordem. A psique oscila entre o risco de destruição pela desordem e o da rigidez pela redundância numa ordem imóvel. Certos ruídos tornam-se informações complexificantes e não desestruturantes.

Daí decorrem duas consequências: 1) as leis da organização psíquica são de um dinamismo estabilizado; 2) para compreender um sistema aberto (tanto a sua existência como a manutenção da sua diversidade) é necessário considerar as suas inter-relações com o meio ambiente, através do qual o psíquico retira matéria, energia e informação do exterior (Morin, 1982).

Wagensberg (2002) escreve: *"Um ser vivo é um canto do universo empenhado em distinguir-se do que o rodeia. Estar morto significa seguir docilmente os caprichos do seu ambiente imediato: aquecer quando aquecido, secar quando seco, agitar-se quando agitado, desgastar-se quando desgastado, flutuar quando flutuante.... Estar vivo é evitar que o resto do mundo devore as diferenças, evitar o fastidioso equilíbrio final. E manter uma tensão crítica com o ambiente significa manter-se independente dos seus caprichos. Mas para ser independente de algo é preciso trocar informações com esse algo.* A independência de um sistema em relação ao seu ambiente não é conseguida pelo isolamento, mas por uma rede variável de relações entre os dois. *"Na realidade, chamamos catástrofes a todos os desastres ambientais dos quais ainda não conseguimos a independência (tornados, terramotos, secas, impactos de meteoritos, certas epidemias, etc.).*

Toda a aprendizagem exige o investimento de um projeto. Este devir depende do desejo, da história das identificações, das representações que o ego assume como suas, mas também da história das suas funções, dos seus talentos e capacidades que requerem o exercício e o acompanhamento libidinal de outros significativos.

A socialização do psiquismo proporciona um mundo cada vez mais diversificado e exige um processo interminável de simbolização que é sustentado pela pulsão, bem como pelo reconhecimento da mãe da alteridade da criança. O que é que o pensamento da criança representa para este grupo familiar? É importante que seja uma rapariga, que seja um rapaz? O que é que uma criança representa como resto transferencial diurno para o inconsciente dos pais, para os seus ideais (realizados ou não)?

Ao investir o futuro, a mãe efectua uma segunda antecipação. E a criança, que, ao apropriar-se das representações identificatórias e da sua correspondente investidura narcísica (primeira antecipação), se tinha tornado um enunciador, assume também ela a segunda ação antecipatória. Embora, como já referi, ele não seja apenas enunciado, mas também o enunciador do seu projeto.

Simbolizações: Do sintoma à anedota

O conceito de formação de compromisso tornou-se cada vez mais importante para mim, menos interessado na descrição dos sintomas do que numa psicopatologia psicanalítica, que apreende as constelações sintomáticas ligando-as aos conflitos subjacentes e ao tecido metapsicológico.

A brincadeira, escreveu Freud em 1905, é um *"jogo desenvolvido"*, é criativa. Pressupõe uma concordância psíquica com o outro, prazer vindo do inconsciente, cooperação dos sistemas[76] . O *"jogo desenvolvido"* é também sublimação com a sua aliança particular entre uma aliança para além do princípio do prazer, o princípio do prazer e da realidade e um *"princípio de criação"*. Os *"jogos desenvolvidos"* são também os vínculos reais que - se Eros predomina sobre a pulsão de morte - reconhecem a alteridade do objeto em relação ao objeto fantasiado. A alteridade implica a renúncia à ilusão narcísica de identidade entre objeto fantasiado e objeto real. Isto é sempre uma afronta ao narcisismo.

Há algum tempo atrás, postulei que a anedota é o protótipo de uma série de formações de compromisso e perguntei-me qual seria a metapsicologia dessa série[77] . Repito aqui o que disse na altura. Em termos tópicos, há uma

---

[76] *"O sonho é sempre um desejo, mesmo que irreconhecível, e a anedota, um jogo desenvolvido. O sonho conserva, apesar da sua nulidade prática, uma relação com os grandes interesses vitais. Procura satisfazer necessidades através da rotunda regressiva da alucinação e deve a sua possibilidade à única necessidade ativa durante o estado de repouso noturno: a necessidade de dormir. Por outro lado, a brincadeira procura extrair uma pequena consequência de prazer da simples atividade - desprovida de qualquer necessidade - do nosso aparelho psíquico e, posteriormente, conseguir essa contribuição da atividade do mesmo, alcançando assim funções secundariamente importantes dirigidas ao mundo exterior. O sonho está predominantemente orientado para a poupança do desprazer, e a brincadeira para a obtenção do prazer. Mas não se deve esquecer que todas as nossas actividades psíquicas concorrem para estes dois fins"* (Freud, 1905).

[77] Ver *"Psychoanalytic Practice and History"* (Hornstein, 1993).

predominância - embora não autonomia - do ego em relação ao id e ao superego. Do ponto de vista dinâmico, Eros predomina sobre a pulsão de morte. Do ponto de vista económico, a energia ligada predomina sobre a energia livre.

Lidados através de formações de compromisso da série de piadas, conflitos que teriam levado a um empobrecimento libidinal e narcísico, produzem uma história que não é estática mas em movimento, transformando fraquezas em potencialidades, repetições em criações.

Os psicanalistas (diria mesmo as pessoas) não se preocupam apenas com a história enquanto passado, mas o *"fazer história"* diz respeito ao presente e ao futuro. A brincadeira, o jogo, a sublimação, o humor, as ligações actuais são *simbolizações abertas* que, ao combinarem passado, presente e futuro, articulam a repetição com a diferença, tornando possível a emergência do novo. A aprendizagem e as suas dificuldades não se referem a dificuldades de simbolização?

"Sublimar", *"sublimação"*, *"sublime"*. Palavras que não soam a palavras para um, como se a repetição (escória) prevalecesse na vida quotidiana e só os génios conseguissem livrar-se dela. Mas só uma conceção da sublimação que não a restrinja a actividades discursivas e artísticas socialmente valorizadas a torna uma ferramenta concetual para desvendar as simbolizações criativas.[78]

Por volta de 1915, Freud descreve a sublimação como um dos quatro destinos da pulsão. Promete-lhe um estudo pormenorizado, que nunca publicou. Entretanto, ele recorre à metáfora da derivação. Definir a sublimação como uma derivação tem o inconveniente de conceber a energia libidinal como um *quantum* estável e a sublimação como a sua descarga. Se entendêssemos a pulsão segundo um modelo energético-hidráulico, a sublimação implicaria um empobrecimento energético. A economia da pulsão não é uma economia de recursos limitados, uma vez que existe a possibilidade de neogénese erótica.

Resgatar a sublimação no quotidiano é não nos limitarmos a uma visão elitista que leva a confundir a sublimação e o sublime. *"A observação da vida quotidiana dos seres humanos mostra-nos que a maior parte deles consegue orientar parcelas muito consideráveis das suas forças pulsionais sexuais para a sua atividade profissional, e a pulsão sexual é particularmente apta a dar esses contributos, uma vez que é dotada de aptidão para a sublimação: isto é, é capaz de trocar o seu objetivo imediato por outros, que podem ser mais valiosos e não*

---

[78] Freud começa o seu trabalho sobre Leonardo salientando, não sem uma certa ironia, que na sua prática não tem frequentemente acesso aos *"grandes da humanidade"*, de modo que *"contenta-se frequentemente com material humano frágil"*. Embora não aspire a *"conspurcar o esplêndido"*, não pode deixar de *"estreitar o fosso entre essa perfeição e a insuficiência dos seus objectos habituais"*.

sexuais" (Freud, 1910). Ele retoma esta perspetiva da sublimação vinte anos mais tarde: "*A possibilidade de deslocar uma medida considerável de componentes libidinais, narcísicos, agressivos e mesmo eróticos para o trabalho profissional e para os laços humanos a ele ligados, confere-lhe um valor que não fica atrás da sua indispensabilidade para assegurar e justificar a vida em sociedade*" (Freud, 1930).

A pulsão pode separar-se dos seus primeiros objectos e tomar outras direcções, ora um esvaziamento narcísico em prol de um objeto exterior (idealização), ora a criação ou o encontro com objectos dos quais não se espera qualquer tutela. Na identificação, é o ego que toma o lugar do objeto. A idealização, pelo contrário, é a prova da incapacidade de modificar as relações de objeto primordiais. O ideal exerce a função de antecipação do eu. O eu não é o ideal mas tem de o ser: o ideal do eu é gerado a partir de um não-ser e de uma aspiração ao ter, o que implica uma separação entre o eu e o ideal, mas também que a partir do ideal se investe narcisicamente o que é suposto ser em estado potencial no eu atual. Só esta antecipação permite investir projectos. Quais são os ideais necessários para estabelecer projectos que impulsionam as simbolizações?

O humor baseia-se no princípio do prazer, mas sem renunciar ao princípio da realidade. É a evidência de um superego benevolente diferente do "*puro cultivo da pulsão de morte*", como o superego da melancolia ou do masoquismo[79]. É uma versão afectuosa que se enraíza na recriação intrapsíquica da relação adulto-criança na sua vertente consoladora. O humor faz uso da linguagem, precisa da linguagem, de uma retórica que se renova permanentemente (os estereótipos amolgamam o limite do humor). Como é que o humor é utilizado na aprendizagem? *Com o riso, a letra entra e não apenas com sangue* (como era ou ainda é?).

O dialeto do sintoma é codificado. A linguagem da arte, pelo contrário, abre-se. Os processos inconscientes são trabalhados pelo ego, que se refere aos talentos e capacidades do criador. Do ponto de vista dinâmico, estão em jogo os desejos do artista e os do consumidor. Os criadores recuperam algo do seu próprio recalcado e do recalcado coletivo.

A capacidade de transformar a experiência em algo transmissível é o que diferencia a produção científica ou artística da produção de sintomas. "*A arte constitui o domínio intermediário entre a realidade que nega os desejos e o mundo*

---

[79] *"Se é de facto o superego que, no humor, fala de forma tão amorosa e consoladora ao ego assustado, isso avisa-nos de que ainda temos muito a aprender sobre a essência do superego (...) Se através do humor o superego quer consolar o ego e salvá-lo do sofrimento, não contradiz assim a sua descendência da instância parental"* (Freud, 1927).

da fantasia que os realiza" (Freud, 1913). Os fenómenos transicionais descritos por Winnicott (1971) constituem o espaço virtual entre o exterior e o interior. A criação tem lugar neste espaço potencial: entre o sobre-investimento da realidade psíquica que perde o contacto com a realidade e a sobre-adaptação que esmaga a vida fantasmática.

Na criação, podemos considerar etapas:

1) Contacto com processos psíquicos primários.

2) Algumas destas representações e afectos são apreendidos.

3) Uma transposição elaborada da imagem ou do afeto assim apreendido para uma matéria, seja ela plástica, escrita, musical ou científica, cujo domínio é adquirido através de competências acumuladas (representações e funções do eu).

4) Depois de se tornar um objeto exterior, a obra é submetida a um teste de realidade particular, que é o julgamento dos contempladores ou leitores (sublimadores, por sua vez) (Anzieu).

Regressar ao mundo da fantasia, perceber decifrando, transcrevendo e expondo, cada uma destas etapas tem as suas próprias dificuldades.

São precisões conceptuais (as do processo criativo) que informam uma prática pedagógica que visa promover potencialidades. *Todos os sujeitos nas suas zonas de conflito apresentam restrições (mas também potencialidades criativas) na sua produção simbólica e perturbações na apreensão de certos aspectos da sua realidade psíquica ou da sua realidade enquanto tal. Esta dificuldade de assimilação do novo e esta relação conflituosa com certos aspectos da realidade (esta quarta instância) não é outra coisa senão uma dificuldade de aprendizagem.*

Apresentei alguns conceitos da psicanálise sobre o tema, as pulsões e os diferentes modos de simbolização. Estou em dívida para convosco. Continuar a ler e a ouvir-vos, porque uma clínica das dificuldades de aprendizagem enriquece, sem dúvida, a clínica psicanalítica. Ambas necessitam de uma teoria do ego e do pensamento, da simbolização, dos ideais, para citar os mais urgentes. A prática psicopedagógica está a trazer-nos novas propostas teórico-técnicas, que alargam os nossos horizontes.

CAPÍTULO 5 TÓPICOS FREUDIANOS: A TRANSIÇÃO PARA A INTERSUBJECTIVIDADE*.

A psicanálise nasceu com Freud e a sua caixa de ferramentas. Consideremos o tema como uma ferramenta. Freud tem que fundamentar o que descobre. Para situar o conflito é necessário supor instâncias antagónicas no seu funcionamento; a hipótese tópica e a afirmação da irredutibilidade do conflito são uma e a mesma coisa. Uma hipótese tópica supõe a diferenciação do aparelho psíquico num certo número de sistemas dotados de funções diferentes e dispostos numa certa ordem.

A primeira exposição tópica é tradicionalmente considerada como sendo a do capítulo VII de "*A Interpretação dos Sonhos*", cujo antecessor é o "*Projeto de uma psicologia para neurologistas*". As referências que farei ao "Projeto" não visam a procura do originário mas ilustram a formalização do conceito de aparelho psíquico. A conceção presente no "*Projeto*" e no capítulo VII não é substancialmente modificada na "*Metapsicologia*" de 1915, na qual são especificadas certas condições tópicas e dinâmicas. Com a introdução do narcisismo, da identificação, das diferentes instâncias, do Édipo e da pulsão de morte, a teoria do aparelho psíquico transforma-se e dá origem ao segundo tópico.

Um esclarecimento. Esta é a minha leitura, a minha maneira de regressar a Freud e não tanto a Freud. E a leitura de Freud tem dois registos: o primeiro justifica-se na medida em que é considerado um saber negligenciado. É a recuperação de algo esquecido. O outro registo é a leitura retroactiva na perspetiva da psicanálise contemporânea. E ambas as tarefas são necessárias: reler a totalidade de Freud e não apenas os fragmentos que servem de suporte às várias correntes actuais.

É verdade. Uma leitura de Freud poderia ser uma mera cronologia em que as descobertas clínicas e teóricas são agregadas segundo uma dialética em que a última etapa resolve as dificuldades numa síntese suprema. A história do pensamento freudiano, pelo contrário, visa definir os conceitos de uma época, dando conta da sua génese e do seu tratamento. Ela não é a de uma racionalidade progressivamente crescente, pois nenhuma teoria segue um curso linear e o posterior nem sempre é uma "superação" do anterior. Uma leitura histórico-crítica da obra de Freud implica cuidado: ela não só enumera, mas dá conta de como uma noção carregada de metáforas ou de conteúdos imaginários pôde assumir o estatuto de conceito, de como uma região da experiência pôde tornar-se um domínio científico, de como uma ciência se estabeleceu e se produziu superando "obstáculos epistemológicos" (Bachelard).

O leitor deve permitir que o texto assuma um relevo preciso, uma configuração clara, para o ligar e depois o entrelaçar com textos contíguos. É preciso fazer-se cúmplice do texto no poder que ele tem de nos resistir, relacionando o texto visível com uma problemática de que ele é o efeito e a partir da qual se torna inteligível. Mas não nos teremos tornado indigestos com as leituras *"sintomáticas"*? Não se trata apenas de escutar os brancos e os silêncios do texto, os problemas sem resposta, as repetições, as obscuridades da linguagem, mas, na nossa literalidade renovada, não silenciaremos as palavras.

A leitura retroactiva permite-nos rever as categorias em vigor no tempo de Freud e compará-las com as categorias actuais. As que me influenciaram (e desenvolvo-as noutras partes deste livro) transformá-las-ei em questões: como pensar a história em

* Palestra proferida em 23 de outubro de 2001 na Sociedade Psicanalítica do Sul (SPS). Esta palestra decorreu no âmbito de um ciclo intitulado *"Do Projeto ao Esquema"*. Os outros palestrantes foram Ricarco Avenburg, Isabel Lucioni e Cesar Merea. A proposta era fazer do *"Esquema"* o nosso projeto.

psicanálise (determinismo, acaso, recursividade), como pensar o tema, sistema aberto ou fechado, identidade: ser ou devir, como relacionar o eu e a alteridade, como pensar a durabilidade do passado no presente? Infância: destino ou potencialidade? Objeto real e objeto fantasiado: relação complexa ou ausência de relação?

O projeto de uma psicologia para neurologistas

Em 1895, Freud escreveu o *"Projeto de Psicologia"*, no qual expõe a sua teoria da psique. Só foi publicado em 1950. É, juntamente com *"Introdução ao Narcisismo"* e "Para *Além do Princípio do Prazer*", um texto "maldito". Foram escritos em momentos de grande intensidade afectiva e num espaço de tempo muito curto.

Terei então de me referir às correntes do pensamento fisicalista de Helmholtz, representadas em Viena por Brucke, que defendiam, em oposição ao vitalismo, que as únicas forças que actuavam no organismo eram as físico-químicas. A escola de Helmholtz dominava o pensamento fisiológico e médico da época na Alemanha e na Áustria; Brucke postulava que uma diferença entre os organismos fisiológicos e as totalidades inanimadas era o facto de os primeiros possuírem faculdades de assimilação, mas reconhecia que ambos eram fenómenos do mundo físico, ou seja, sistemas de átomos movidos por forças de acordo com o princípio da conservação da energia. Qualquer sistema isolado tende a manter constante a soma das forças.

Brucke e os seus discípulos Exner e Fleischl propuseram-se aplicar as leis físico-químicas à fisiologia, enquanto Herbart e Fechner fariam o mesmo para a psicologia. De acordo com a tese principal de Herbart, os processos psíquicos podem ser medidos em termos de energia e quantidade. Fechner aplicou os princípios da conservação da energia aos organismos vivos e defendeu que os fenómenos de prazer e desprazer podiam ser tratados quantitativamente.

Porque é que falo de "*O Projeto*"? Porque alguns dos nossos colegas simpatizam com Freud e com a sua decisão de não o publicar, enquanto outros só lhe reconhecem interesse se for considerado como um escrito pré-teórico, negando-lhe interesse científico, e um terceiro grupo, tentado por uma epistemologia das origens, vê em "*O Projeto*" toda a teoria psicanalítica em germe e estuda-a com a paixão de um voyeur.

Segundo Strachey, não é exagero dizer que grande parte do capítulo VII da "*Interpretação dos Sonhos*" e da "*Metapsicologia*" só se tornam inteligíveis após a sua publicação, onde Freud explicaria cabalmente os suportes centrais do seu sistema concetual: energia, soma de excitação, catexia, quantidade, qualidade, intensidade, processo primário e secundário, ego, etc.

Cada um à sua maneira, Kris, Jones, Laplanche e Erikson, entre outros, atribuem grande importância a este ensaio. Safouan, por seu lado, considera-o "*retrospetivamente, como o primeiro escrito na história do pensamento sobre os efeitos da linguagem na estruturação da subjetividade. Tais efeitos resumem-se no facto de a linguagem introduzir uma falta que é uma falta de* ser"[80].

A *meu ver*, é a primeira tentativa de Freud de construir uma teoria geral do psiquismo e, apesar do seu estado fragmentário e do facto de não passar de um rascunho, é fundamental para compreender o processo de investigação freudiano. Neste seu "*laboratório privado*", Freud avança despreocupadamente, pondo em ação toda a força do seu pensamento.

Releiamos uma carta a Fliess de outubro de 1995: "*Durante uma noite muito ativa na semana passada, quando me encontrava naquele estado de desconforto doloroso que representa a condição óptima para a minha atividade cerebral, as barreiras foram subitamente levantadas, os véus caíram e o meu olhar*

---

[80]De um ponto de vista neurofisiológico, Pribram, reflectindo sobre as teses do projeto, recorda que o termo "*agnosia*", cunhado por Freud, continua a ser utilizado em neurologia clínica e que os seus trabalhos sobre a afasia continuam a ser citados. Considera correcta a ênfase dada por Freud à determinação histórica. Destaca a conceção das catexias colaterais que tornam possível o processo secundário e analisa a diferença estabelecida por Freud entre pensamentos cognitivos e reprodutivos, afirmando que estas "*especulações*" não contradizem os conhecimentos neurofisiológicos actuais.

pôde penetrar imediatamente desde os pormenores da neurose até às próprias condições da consciência. Tudo parecia encaixar no seu devido lugar; as engrenagens encaixavam-se perfeitamente e o conjunto parecia realmente uma máquina que podia, a qualquer momento, arrancar por si própria. Os três sistemas de neurónios, os estados de quantidade "livres" e "ligados", os processos primários e secundários, as tendências primárias e transaccionais do sistema nervoso [...] É natural que eu mal me consiga conter de alegria.

Está tudo lá? De momento, a resposta está fora do âmbito do meu projeto. Interessa-me antes o facto de, enquanto "*elo perdido*", me permitir reconstruir o corpus. Sem polemizar (como polemizará em *A Interpretação dos Sonhos*), sem se preocupar com a oposição que as suas ideias poderiam suscitar na "*cidade científica*" (Bachelard), Freud enuncia progressivamente os conceitos que serão reelaborados nos anos seguintes: a relação da quantidade com a qualidade, a distinção entre energia livre e energia ligada, a hipótese económica, os primeiros modelos das experiências de satisfação e de dor, o conceito de ego, a definição dos processos primários, a teoria do pensamento e a sua relação com a linguagem e a consciência, o papel perturbador do afeto no processo secundário, etc.

Como diz Green, é uma megalomania teórica que pretende abarcar tudo: o mundo exterior, o mundo interior, o ambiente, o organismo, a consciência e o inconsciente, a perceção e a memória. Mas é a brilhante megalomania de um cientista[81] . É essencial para ele limitar o seu horizonte para poder especificar os conceitos em jogo.

Mas meses mais tarde Freud já estava cético em relação a isso e o seu interesse em representar o aparelho psíquico em termos neurológicos e em encontrar uma localização anatómica para os processos psíquicos foi diminuindo gradualmente.

"*O Projeto*" começa com uma explicação do seu objetivo: estruturar uma psicologia que seja uma ciência natural e que represente os processos psíquicos como estados quantitativamente determinados de partículas materiais especificáveis. Uma ideia fundamental é que o que distingue a atividade do repouso deve ser concebido como uma quantidade sujeita às leis gerais do movimento. Outra: que as partículas materiais são os neurónios. Com estas duas teses, Freud combina a teoria derivada da escola de Helmholtz, que postula que a neurofisiologia e a fisiologia são regidas pelas leis da física e da química, com a

---

[81] Outra carta de 1995: "*Duas ambições atormentam-me: primeiro, descobrir qual a teoria do funcionamento psíquico que introduzirá a abordagem quantitativa, uma espécie de economia da energia nervosa; segundo, extrair da psicopatologia o que pode ser útil para a psicologia normal. De facto, seria impossível chegar a uma conceção global satisfatória das perturbações neuropsicóticas se estas não se baseassem em pressupostos claros sobre os processos psíquicos normais*".

teoria que vê o neurónio como a unidade funcional do sistema nervoso[82].

O aparelho é regido por dois princípios gerais, o da inércia (os neurónios tendem a eliminar toda a quantidade que contêm) e o da constância (o aparelho tenta manter a excitação ao nível mais baixo). Para localizar as diferentes funções, Freud distingue três sistemas: 1) o sistema *fi*, constituído por neurónios permeáveis, que permite a passagem da excitação e no qual se situa a perceção; 2) o sistema *psi*, constituído por neurónios que retêm os traços, no qual se situa a memória; e 3) o sistema *ómega*, que representa a consciência e cuja função é detetar a qualidade. Os estímulos internos tendem à descarga, que se efectua com experiências singulares, as "*experiências de satisfação*". Estas, uma vez inscritas, servem de via electiva porque facilitam as vias de excitação subsequentes.

As experiências de satisfação e dor constituem uma complexa rede de facilitações que Freud define como "eu". A função de ego tem o atributo de manter uma carga constante de energia, inibindo ou adiando a descarga e possibilitando o processo secundário. Ao inibir, o ego favorece o estabelecimento do "*teste de realidade*" ao evitar a carga alucinatória das representações, o que permite a distinção entre memória e perceção.

Desde muito cedo, Freud descreve o ego como uma organização de representações. Se uma lembrança gera alucinações e desprazer maciço, é porque as catexias do ego não influenciaram suficientemente a lembrança e o processo primário predomina. O curso da excitação dependerá das quantidades e das facilitações; assim, as catexias colaterais são inibidoras da passagem da quantidade. O ego inibe os processos psíquicos primários, com uma consequência muito importante, porque a reativação total de uma experiência de dor teria como consequência, segundo o processo primário, uma libertação ilimitada de desprazer. É também o ego que, ao impedir que a representação do desejo se confunda com a perceção, evita a descarga na ausência do objeto real.

Este modelo do aparelho psíquico é ostensivamente neurológico na medida em que tenta reconstruir tudo, tanto o psiquismo como a teoria da neurose, com base em duas hipóteses: a do neurónio (base do ponto de vista tópico) e a da quantidade (base do ponto de vista económico). Freud tenta uma síntese ambiciosa

---

[82] Nessa altura, reinava o mecanicismo: "*Nos sistemas mecânicos não pode haver mudança qualitativa e, portanto, não há novidade, as mesmas causas produzem sempre os mesmos efeitos, e um pequeno aumento de um estímulo implica uma resposta aumentada na mesma proporção, ou seja, as relações são lineares ou linearizáveis, não são permitidas interacções sinérgicas ou inibitórias, cada encontro é independente dos outros, o sistema não tem história, apenas a eterna repetição da mesma coisa. Hoje é evidente que este modelo não pode dar conta da riqueza, da variedade e da subtileza do comportamento humano, e Freud foi o primeiro a compreendê-lo. [É através da interação com o mundo que o sistema nervoso, por um processo de auto-organização, adquire uma organização complexa, com elementos diferenciados e uma memória dinâmica, ou seja, uma história. O modelo mecanicista só poderia fornecer uma memória estática, um depósito, pois não admite mudança ou transformação. A memória postulada por Freud é a do ser vivo: memória dinâmica, interactiva, transformadora e transformável ao mesmo tempo*" (Najmanovich, 2001).

entre a neuroanatomia e a neurofisiologia da época. *"Estamos, sem dúvida, perante um modelo muito abstrato e filosófico. No entanto, gostaríamos de salientar que, para Freud, ele é ao mesmo tempo um modelo clínico. O que dá vida a este modelo, o que o torna mais do que um conjunto puramente especulativo, é a experiência clínica da psicanálise, que ainda está a dar os primeiros passos"* (Laplanche, 1970).

A nossa noção de "leitura" foi utilizada em vários sítios. A terminologia neurológica pode ser considerada uma mera linguagem de referência, a maneira de Freud ser fiel à ciência do seu tempo, mas também um adeus à anatomia do seu tempo. No entanto, será necessário um esforço de tradução para articular este sistema com o capítulo VII e os textos de 1915. O neurónio será a representação e a quantidade equivale ao elemento último do afeto. A clínica indicará a independência entre a representação e o afeto.

Do Projeto à Interpretação dos Sonhos

Quais são as diferenças básicas entre "*O Projeto*" e o Capítulo VII?

Freud começa o capítulo VII explicando que o seu objetivo teórico nos capítulos anteriores era o processo onírico: *"Até agora, ocupámo-nos predominantemente em descobrir em que consiste o significado oculto dos sonhos, por que meios somos capazes de o descobrir e quais são os meios que a elaboração do sonho utilizou para o ocultar. Os problemas da interpretação dos sonhos ocuparam até agora o centro do nosso campo de visão"*. Mas, honesto e lúcido, ele admite que a ausência de uma teoria geral do funcionamento psíquico o impede de avançar mais no conhecimento do sonho. *"Mas a partir do momento em que queremos penetrar mais profundamente nos processos psíquicos que se desenrolam no sonho, todos os nossos caminhos nos conduzirão à obscuridade.* Ele pára... e continua: "Pelo *contrário, seremos obrigados a estabelecer uma série de novas hipóteses sobre a estrutura do aparelho psíquico e o funcionamento das forças que nele actuam"*. Prevê que o estudo do sono como efeito deste aparelho psíquico não pode esgotar o nosso conhecimento sobre ele, e que será necessário elucidar outros efeitos em pormenor, prefigurando o que serão as suas próximas obras: "*Psicopatologia da vida quotidiana" e "A anedota"*[83] .

Freud formula a sua teoria do aparelho psíquico recordando Fechner e a

---

[83] *"A investigação mais minuciosa do sonho ou de qualquer outra função isolada não é suficiente para nos fornecer qualquer inferência sobre a construção e o funcionamento do instrumento psíquico, pois para chegar a tal resultado devemos acumular tudo o que um estudo comparativo de uma série de funções psíquicas nos mostra ser constantemente necessário"* (Freud, 1900).

sua hipótese de que a cena em que se desenrolam os sonhos é diferente daquela em que se desenrola a vida representativa da vigília. *Uma "outra cena" constituída por um conjunto de desejos inconscientes encarnados em fantasias que respondem a uma legalidade diferente da do pré-consciente*[84] .

O aparelho psíquico já não tem a referência anatómica que tinha em "*O Projeto*". O lugar dos neurónios é ocupado pelas constelações de traços mnémicos, a espacialidade é uma representação auxiliar que apenas pretende aludir à existência de sistemas que são atravessados por excitações segundo uma direção. A observação já não se situa no microscópio que procuraria no neurónio o substrato do psíquico, mas na realidade psíquica constituída por sistemas de representação que podem ser interpretados a partir da produção de sonhos.

Os traços formam redes complexas que serão ordenadas em torno de vários eixos: simultaneidade, espacialidade, analogia. Alguns destes sistemas de traços têm acesso à consciência (o pré-consciente) e outros não, apesar da sua investidura: o inconsciente recalcado. Os que não o fazem, constituem essa "*Outra cena*" cuja modalidade de funcionamento pode ser vislumbrada no sonho e noutras formações do inconsciente. O trabalho do sonho será conceptualizado como uma regressão em que os desejos que não podem chegar à consciência pela via progressiva do pensamento se tornam conscientes sob uma forma alucinatória (regressão tópica), mas esta realização alucinatória do desejo inconsciente obedece a uma outra modalidade de funcionamento psíquico (regressão formal): a do processo primário com as suas condensações e deslocações. Haverá também uma regressão cronológica.

No capítulo VII, Freud discute o processo primário e secundário quase sem alterações em relação ao "Projeto": *"Tivemos que aceitar a ficção de um aparelho psíquico primitivo cujo trabalho era regulado pela tendência a evitar a acumulação de excitação e a permanecer livre dela tanto quanto possível"*. No lactente, por intermédio de uma ajuda externa, produz-se a experiência de satisfação que suprime a excitação interna; quando a excitação reaparece, sentida como desprazer, o aparelho é de novo ativado para reproduzir o acontecimento satisfatório em que a diminuição da excitação é sentida como prazer: "Logo que *a necessidade reaparece, surgirá também, graças à relação estabelecida, um impulso psíquico [...] que tenderá a reconstituir a situação da primeira satisfação. Esse impulso é o que chamamos de desejo*".

O caminho mais curto para a realização do desejo é a completa investidura

---

[84] Uma localidade psíquica que ele não tentará mais localizar anatomicamente: "*permaneceremos, portanto, no terreno psicológico e pensaremos apenas em obedecer ao convite de representar o instrumento colocado a serviço das funções psíquicas como um microscópio composto, um aparelho fotográfico ou algo semelhante*" (Freud, 1900).

da memória do objeto satisfatório. Quando a catexia alucinatória é inibida e apenas a memória do objeto satisfatório aparece, esta adquire a função de representação do fim e torna possível, através do pensamento e da ação, uma atividade com um objetivo determinado. O processo secundário deve utilizar os traços mnémicos associados às experiências dolorosas, refreando a tendência ao desprazer que delas emana, única forma de transformar o mundo exterior. Assim, a *"identidade da perceção"* torna-se *"identidade do pensamento"*. Toda esta atividade mental que se desenvolve desde a recordação do objeto satisfatório até à aparição do objeto no mundo exterior "não *representa mais do que um desvio que a experiência mostrou ser necessário para chegar à satisfação do desejo. O ato de pensar não é outra coisa senão a substituição do desejo* alucinatório"[85] .

O desenvolvimento dos afectos não deve ultrapassar um certo limite para que haja pensamento. O destino do afeto é ser inibido quantitativamente para dar lugar a processos pré-conscientes. No processo secundário, a excitação é deslocada em quantidades mínimas e não para qualquer traço mnémico, mas para os que estão ligados associativamente. O curto-circuito que ocorre no processo primário é substituído por um desvio no qual, através de conexões de traços mnémicos, o objeto satisfatório é reencontrado por uma modificação relevante do mundo externo (ação específica)[86] .

As diferenças mais notáveis entre o aparelho psíquico do capítulo VII e o de "O Projeto" são as seguintes:

1) O aparelho psíquico já não tem uma localização anatómica.

2) O inconsciente (constituído pelos desejos sexuais infantis reprimidos) é a base da realidade psíquica.

3) O conflito entre as instâncias, o seu equilíbrio ou desequilíbrio, é o último fator explicativo, uma vez que todos os fenómenos psíquicos são transaccionais.

4) Em "O Projeto" a ênfase é colocada nas relações organismo-meio (a descoberta da fantasia e o abandono da teoria traumática vêm mais tarde). Em "O Projeto", o principal fornecedor de quantidade era o mundo externo, e no Capítulo VII predomina a quantidade endógena.

5) Em "O Projeto", o processo primário foi pensado como um processo biológico fundador, no capítulo VII torna-se um processo teórico

---

[85] P. Aulagnier (1975) encontra uma analogia entre a atividade de representação do ego e a sua atividade cognitiva. *"Para o ego, refazer o mundo equivale a representá-lo de tal forma que a relação entre os elementos que ocupam esta cena lhe seja inteligível: neste caso, inteligível significa que o ego pode inseri-lo num esquema relacional de acordo com o seu próprio esquema [...] desta forma, a atividade de representação torna-se para o ego sinónimo de uma atividade de interpretação"*.
[86] Referi-me ao pensamento no capítulo anterior.

explicativo.

6) Freud não abandona o seu interesse em explicar quantitativamente a circulação da energia, mas o conceito físico de quantidade é substituído pelo de catexia psíquica e o princípio de prazer-desprazer substitui o de inércia-constância.

A proposta terapêutica de Freud (a técnica) em 1900 é coerente com a sua nova concetualização do aparelho psíquico: submeter o sistema inconsciente, através da verbalização, a um desgaste que só o pré-consciente pode realizar. O bracketing da segunda censura permite o acesso ao material mais influenciado pelo inconsciente, e Freud torna possível ao analista a atenção flutuante.

De um tema para outro

Entre *"O Projeto"* (1895) e *"O Esquema"* (1938) passaram-se 43 anos. Esses 43 anos são o testemunho da obra de Freud. O seu projeto e o seu esquema. Alguns dizem que *"O Esquema"* foi escrito em Viena, cercado pelos nazis, nos dias que antecederam a sua partida. Outros, que foi escrito em Londres. Em todo o caso, ambos os textos foram escritos em tempos difíceis. Em *"O Esquema" por causa do* contexto social, por causa da Gestapo, por causa do exílio, por causa da aproximação da morte[87]. Em *"O Projeto"*, pela solidão teórica de Freud, tendo Fliess como único interlocutor.

A intenção de Freud em *"O Esquema"*, um texto testamentário, é *"reunir os princípios da psicanálise e enunciá-los, por assim dizer, dogmaticamente, nos termos mais concisos e inequívocos"*. Há pessoas, mesmo leitores de Kant, que têm medo do verbo "dever", mesmo do "dever ser". No entanto, a obra de Freud tem as suas regras de funcionamento e as suas referências específicas. Esse fundamento epistemológico deve ser localizado na literalidade do discurso freudiano. Uma leitura de Freud exige (outro verbo assustador) definir os seus

---

[87] Freud não podia acreditar que a Alemanha pudesse albergar tanta selvajaria. Uma das suas novas conferências intitula-se "Sobre uma *visão do mundo*". Nela, fala de objetividade, de ciência e toma posição sobre a religião e a filosofia. A Gestapo instalou a sua sucursal e já se fala de tortura. Alguns nazis, certos do efeito paralisante do terror, queriam encarcerar todos os psicanalistas (Hornstein, 1993). Finalmente, a casa de Freud foi assaltada por bandos das SS, que levaram cerca de 6000 xelins. Freud, ao saber deste facto, disse que nunca lhe tinham pago tanto por uma única visita. Anna foi raptada pela Gestapo e esteve "desaparecida" durante um dia inteiro. Antes de deixar Viena, Freud foi obrigado a declarar por escrito que tinha sido bem tratado pelas autoridades. Freud assinou, mas acrescentou a sua - uma frase não desprovida de ironia: "*Posso dar-vos todas as mais altas recomendações da Gestapo*". Como refere P. Gay (1988), "*Freud teve a sorte de os homens das SS que leram a sua recomendação não se terem apercebido da ironia oculta. Nada teria sido mais natural do que considerar as suas palavras ofensivas, por isso, no momento da libertação, porque é que ele correu conscientemente esse risco mortal [...] Seja qual for a razão mais profunda, o seu 'elogio' à Gestapo foi o último desafio de Freud em solo austríaco.*

princípios, para desvendar as suas fontes, as suas referências conceptuais, os seus fundamentos e os seus objectivos.

Um receio que nós, analistas, temos é que a extensão da psicanálise seja sempre uma analogia desajeitada. Eis uma delas. Na constituição subjectiva existem identificações simbólicas que não devem ser postas em causa. Da mesma forma, a obra de Freud constitui uma referência simbólica incontornável na formação teórica de todo psicanalista[88] . É somente a partir dessa apropriação que se torna viável pensar, mais perto ou mais longe de Freud.

Em cada ponto da teoria freudiana, é preciso notar qual é a conceção metapsicológica predominante e qual é a conceção da prática que dela emerge. Foram necessários muitos anos para concetualizar o processo primário, o inconsciente como sistema, a sexualidade infantil, a transferência, a repetição, o narcisismo, a pulsão de morte, a segunda tópica, a castração, o Édipo, a feminilidade. Uma leitura histórico-crítica evita que os conceitos sejam tomados pelo seu valor nominal.

Como podemos saber, numa análise, se a interpretação é correcta? Nem mesmo a aquiescência do analisando, que pode até ser sugestionável, é suficiente. E para Freud, toda a construção é apenas uma conjetura que aguarda confirmação ou rejeição. Se uma interpretação fosse aceite apenas pelo seu efeito sugestivo, o analista *"teria de se censurar por não ter dado a palavra ao paciente"*. Isto também é válido para a leitura: é preciso dar a palavra ao autor. O regresso ao texto permite ao leitor verificar se a análise e o comentário acertaram no alvo. Por vezes, é fácil apercebermo-nos, consoante o caso, que o texto foi mal interpretado ou sobre-interpretado. Uma confrontação atenta permite ver se o que se quer dizer ao texto pode ser confirmado por ele. Algumas leituras serão, evidentemente, menos férteis. Os critérios para reconhecer o seu grau de pertinência não são, evidentemente, evidentes. Se fossem, não teria havido tantos desvios. Uma leitura produtiva de Freud pode permitir uma melhor circunscrição de certas relações constitutivas, respeitando a parte que permanece fora do seu âmbito.

Tomarei agora como eixo teórico a teoria do aparelho psíquico.[89]

Ainda em *"Psicoterapia da Histeria"*, os conflitos são próprios da psicopatologia: as histéricas têm conflitos com aspectos recalcados e depende do retorno do recalcado o resultado da histeria, da fobia ou da neurose obsessiva.

---

[88] Tal como referido no Capítulo IV.
[89] Os eixos são múltiplos: Édipo, psicopatologia, formações do inconsciente, narcisismo, identificação, teoria das pulsões, etc.

Freud dá o salto no capítulo 7 de "*A Interpretação dos Sonhos*". Não só as histéricas têm um inconsciente, mas o inconsciente é universal: já não fala de psicopatologia, mas de "*psicologia dos processos oníricos*". Os desejos infantis, "*caminhos abertos de uma vez por todas*", não dependerão de nenhuma situação traumática, mas da repressão da sexualidade infantil em cada sujeito. É por isso que "*A Interpretação dos Sonhos*" implica uma rutura epistemológica. Mesmo que "*O Projeto*" tenha estado antes em segundo plano.

Porque é que ele não publica "*O Projeto*"? Como já salientei, Freud considerava-o um texto especulativo (faltava-lhe uma base empírica). Quando escreveu o capítulo 7 de "*A Interpretação dos Sonhos*", já o tinha: eram os sonhos. Uma vez demonstrado que o inconsciente é eficaz durante o sono, faltava decifrar como ele funciona no estado de vigília e em cada sujeito. O sintoma mostrou o funcionamento do inconsciente na psicopatologia, o sonho no sono. "*Psicoapatologia da vida quotidiana*" mostrará que há processos inconscientes em cada sujeito, por isso ele diz: "*somos todos um pouco nervosos*", ligando patologia e normalidade[90] . O inconsciente também actua no estado de vigília. Quando escreve "*A piada*", não só o inconsciente funciona no estado de vigília como um ato falhado, como um fracasso, mas também como um criador de novidade.[91]

Em "*Três Ensaios*" (1905a) teoriza sobre a sexualidade infantil. Se em "*O Projeto*" havia uma conceção económica, não havia ainda uma conceção tópica que emerge no capítulo VII: o conflito entre instâncias. A pulsão sexual inscreve-se numa história singular com diferenças na medida em que algumas zonas erógenas são invocadas e outras são silenciadas. O desejo sexual tem uma dupla excentricidade: em relação à consciência e à auto-preservação. O objeto da necessidade, a condição de vida, é pouco móvel; na sexualidade, por outro lado, não existe uma harmonia pré-estabelecida entre a pulsão e o objeto. A sexualidade infantil é o complemento dinâmico de "*A interpretação dos sonhos*" que alimenta o conflito em cada sujeito. A amnésia infantil e a produção de sonhos é universal, o infantil é recalcado em todos os sujeitos e produz efeitos psicopatológicos, mas também normais e criativos.

Em 1910, Freud escreveu "*Memória de uma criança sobre Leonardo da Vinci*", uma obra fundamental que postula a eficácia do inconsciente não só durante o sono, na psicopatologia, na vigília, mas também nos "*grandes da*

---

[90] Com a "*Psicopatologia da vida quotidiana*", Freud abre as fronteiras da descoberta do inconsciente: este já não está confinado nem à clínica da neurose nem às condições do sono. Todos os dias, na vida de vigília de cada um, o inconsciente "faz sinal" e já não pertence a um único registo: nem ao da patologia nem ao do sono. Está presente nos esquecimentos, nos lapsos, nos actos falhados.

[91] Tenho insistido muito nestes três protótipos: sintoma, sonho e anedota. A anedota dá lugar a uma série que tem a ver com a criação na vida psíquica e que não nega a intersubjetividade: não há anedota de consumo interno, é preciso outra da mesma freguesia, não só há um retorno do recalcado como o que retorna não produz angústia mas prazer. Permite-nos pensar na cooperação entre sistemas.

humanidade". A subjetividade de Leonardo é atravessada por conflitos. As sublimações também têm a ver com o inconsciente. Partindo de uma teoria consolidada do aparelho psíquico, ele tenta ver os diferentes efeitos que este aparelho psíquico produz: patológicos, normais e criativos.

Por volta de 1915, Freud escreve os seus textos metapsicológicos. Tenta expor sistematicamente as suas pesquisas, como explicita numa nota de rodapé:[92] *"Este trabalho e o seguinte fazem parte de uma coleção que tenciono publicar em livro sob o título 'Metapsicologia'. A intenção desta série é estabelecer, esclarecer e aprofundar os pressupostos teóricos sobre os quais um sistema psicanalítico poderia ser fundado"*. A metapsicologia freudiana constitui um conjunto mais ou menos sistemático de conceitos e considera que todos os fenómenos psíquicos devem ser explicados a partir de três pontos de vista: tópico, dinâmico e económico.

Freud distingue entre um inconsciente descritivo e um inconsciente dinâmico. Este último *"já não designa apenas as ideias latentes em geral, mas sobretudo as de carácter dinâmico, isto é, aquelas que, apesar da sua intensidade e eficácia, permanecem afastadas da consciência"*. Estas representações pertencem a um sistema com leis próprias e uma organização específica: *"se se tornassem conscientes, apresentariam diferenças notáveis em relação às outras do género"*[93].

Freud esclarece a ambiguidade de *"A Interpretação dos Sonhos"* quanto à localização tópica dos mecanismos de defesa, em particular a repressão: ela é inconsciente, ao contrário da condenação, que é consciente. A repressão como operação inconsciente e a insinuação *de que "não só o psíquico reprimido permanece fora da consciência, mas também uma parte dos impulsos que dominam o nosso ego, isto é, a antítese funcional mais enérgica do reprimido"* prefiguram o que no segundo tópico serão os aspectos inconscientes do ego.

Freud formula as três etapas da repressão: uma repressão primitiva, constitutiva do inconsciente, na qual se dá a fixação da pulsão; uma repressão secundária ou própria, e uma terceira etapa, a do retorno do reprimido. Nesta terceira fase, vemos os efeitos da operação chamada repressão, que não abole o reprimido mas, pelo contrário, o faz perdurar; *"a representação pulsional desenvolve-se agora mais livremente e mais extensivamente quando foi retirada da influência consciente pela repressão. Ela cresce então, por assim dizer, na obscuridade"*.

---

[92] "Adição metapsicológica".

[93] *"Para evitar a dúvida sobre se falamos de um ou outro inconsciente e se usamos o termo num sentido descritivo ou num sentido dinâmico, recorremos a um expediente que é tão legítimo quanto simples. Àquele inconsciente que está apenas latente e que facilmente se torna consciente chamamos pré-consciente, e conservamos o nome de inconsciente para o outro" (Freud, 1932).*

O inconsciente é constituído por representações investidas de energia pulsional, que foram impedidas de aceder ao pré-consciente pela ação das contra-pulsões; "em *resumo, diremos que as características que esperamos encontrar nos processos pertencentes ao sistema inconsciente são a ausência de contradição, o processo primário (mobilidade das cargas), a independência do tempo e a substituição da realidade externa pela realidade psíquica*". As representações inconscientes configuram fantasias (cenários em que a pulsão se fixa).

O pré-consciente caracteriza-se por uma inibição da tendência à descarga e pela disponibilidade de energia ligada que impede o processo primário. Entre as representações pré-conscientes existe uma comunicação e uma influência recíproca, uma ordenação temporal e o princípio de realidade rege[94].

Freud transformou a conceção tradicional da memória, esta sequência de inscrição - armazenamento - reevocação. A memória é um sistema múltiplo de traços que são reactualizados e retraduzidos uns nos outros nos diferentes sistemas. Embora tenha conceptualizado a repressão como uma falta de tradução, introduziu um *"princípio de para além do prazer"* em que predomina o traumático, o desprendimento, e ligou-o à pulsão de morte. *A repressão implica um esquecimento conservador: o reprimido permanece no interior da psique. Enquanto a pulsão de morte desinveste e destrói os traços. Produz vazios de memória que dificultam o trabalho de re-historicização.* Os mecanismos de defesa arcaicos implicam processos de desestruturação e de des-historicização. As fixações são simultaneamente sobre-investigações do passado e o resultado de traumas: rupturas nos sistemas mnémicos. Assim, a tarefa do psicanalista não é apenas recuperar uma história, mas também permitir *simbolizações estruturantes*.

Freud (1932) recorda que, desde que começou a teorizar sobre as patologias graves (esquizofrenia, melancolia, masoquismo, hipocondria, paranoia), o ego e o superego passaram a estar em primeiro plano. Nos primeiros 20 anos, ele tinha privilegiado o inconsciente reprimido. E, no entanto, alguns colegas pensam que o objeto da psicanálise é o inconsciente reprimido, enquanto outros pensam que o objeto da psicanálise é a teoria do aparelho psíquico e não apenas o inconsciente reprimido. Freud afirma-o em "*O Esquema*". O aparelho psíquico envolve o ego, o ego, o superego, o inconsciente reprimido e a realidade (como uma quarta instância).

---

[94] Freud (1915c) retoma a tese da dupla inscrição: "pensamos *ter descoberto aqui qual é a diferença entre uma representação consciente e uma representação inconsciente. Não se trata, como supúnhamos, de inscrições diferentes do mesmo conteúdo em lugares psíquicos diferentes, nem de estados funcionais diferentes da carga no mesmo lugar. O que acontece é que a representação consciente integra a representação da coisa mais a representação verbal correspondente, enquanto a representação inconsciente é apenas a representação da coisa*".

Na época de "*O Projeto*", Freud dizia que tanto a experiência da dor como a experiência do prazer eram estruturantes do aparelho psíquico. Mas a experiência da dor é relegada para segundo plano no capítulo VII. Ele a retoma em "*Para além do princípio do prazer*" como quantidades traumáticas externas desorganizadoras das quais o aparelho psíquico deve se defender. A partir de 1915, a realidade irrompe, seja em "*O Homem dos Lobos*", quando polemiza e sublinha a eficácia dos factos históricos. Em "O *Ego e o Ego*" diz que "*a realidade é para o Ego o que a pulsão é para o Ego*". Em "*A Perda da Realidade*" e em "*Neurose e Psicose*" *ele* retoma as exigências da realidade sobre o aparelho psíquico, assim como em "*Fetichismo*". Para Freud (1937), o ego sintético "*é uma ficção*". No outro extremo está o eu alterado do psicótico, dilacerado. E entre eles, todos os eus "alterados". Múltiplas identificações com conflitos e cisões coabitam no ego, o que tem consequências na relação de cada um com a realidade.

A nova compreensão do ego e do superego[95] é um dos muitos incitamentos teóricos e clínicos pelos quais Freud acrescenta o segundo tema sem abolir o primeiro. Em 1914 o narcisismo reverbera perante Freud; fase libidinal, aspeto da vida amorosa, origem do ideal do ego e investimento do ego. A esquizofrenia e a paranoia dão-lhe argumentos para teorizar esta reverberação. E a doença orgânica, a hipocondria, a homossexualidade, o sono e a vida amorosa acrescentam à complexidade do narcisismo.

E para a aumentar ainda mais, há o trabalho intrapulsional da sublimação.

A sublimação não é uma idealização. A sublimação é uma vicissitude da pulsão processada a partir da complexidade de uma história identificatória que permite deslocamentos simbólicos dos objectos primordiais. A história identificatória é o resultado dos enunciados e imagens que os objectos investidos formularam no ego.

Ao construir-se, o ego incorpora traços e qualidades dos objectos. A identificação é o meio a que a economia libidinal recorre para preservar aquilo que o princípio de realidade a obriga a abandonar. A substituição de uma escolha libidinal por um investimento egóico permite que o ego se imponha como um objeto de substituição que compensa a perda. A transformação da libido de objeto em libido narcísica é um pré-requisito para a atividade sublimatória. A libido narcísica, tendo perdido a sua relação com os objectos, permanece à disposição do ego. Os "interesses" do ego são sustentados pela libido narcísica.

---

[95] *"Desde o início, sustentou-se entre nós que o ser humano adoece como resultado do conflito entre as exigências da vida pulsional e a resistência que se ergue dentro dele contra elas [...] e isso coincidia precisamente com o ego da psicologia popular. Mas no árduo progresso do trabalho científico, a psicanálise não foi capaz de estudar todos os campos simultaneamente, nem foi capaz de se pronunciar sobre todos os problemas de uma só vez. Finalmente, foram feitos progressos suficientes para desviar a atenção do reprimido para o repressor; então fomos confrontados com esse eu, que parecia ser tão evidente"* (Freud, 1932).

Em 1914, Freud definiu uma nova teoria do conflito a nível tópico: o que um sujeito reprime em função do seu ideal, para outro, não é motivo de repressão. O ideal é o produto *dessa* história infantil. Novo conflito no registo dinâmico: a libido narcísica opõe-se à libido de objeto. O prazer, o valor, a realidade, marcarão as fronteiras do conflito. A psique tem vários *"atractores"*,[96] cada um com a sua origem histórica: exigências pulsionais, exigências superegóicas e exigências de realidade.

Já na *"Introdução ao Narcisismo"* Freud tem consciência de que o repressor transborda um cliché da oposição pré-consciente-inconsciente. A dimensão narcísica do ego é o ponto de partida para pensar o processo identificatório. A melancolia assinala conflitos entre um superego sádico e um ego identificado com um objeto perdido. *"Luto e melancolia"* aprofunda a teoria da identificação e dá novos contributos para a psicopatologia. A identificação é uma forma patológica de resolver um luto. O luto gera toda uma recomposição identificatória no interior do ego. Na crueldade da melancolia, emerge a pulsão de morte.

A identificação, antes patológica, torna-se progressivamente a operação pela qual o ego e o superego se constituem. E é um discurso sobre as origens e a génese; mas também um discurso sobre a organização e a diferenciação do ego. O ego, o ideal e o superego são herdeiros dos investimentos eróticos ambivalentes e dos laços de admiração que a criança tinha com os seus pais.

Investir narcisicamente um objeto é investir-se a si próprio através do objeto. Para o melancólico, a perda do objeto é um desinvestimento narcísico. A melancolia ilustra a forma como o eu é alimentado pelo objeto. Perder o objeto é transformar o eu, desvalorizá-lo - desestruturá-lo. Os outros investidos sustentam e transformam o eu, cumprindo, em maior ou menor grau, funções narcísicas. Desde *"Luto e melancolia"* a perda do objeto pode produzir uma reorganização do tema.

O objeto reaparece na teoria quando os efeitos da sua perda são notados e é pensado como uma prótese de um défice narcísico. (Isto sugere a sua presença silenciosa nos casos em que a sua existência não é posta em causa). Os objectos vão preencher várias funções para o sujeito: equilíbrio narcísico, vitalidade, sentimento de segurança e de proteção. Completam funções, compensam défices, neutralizam angústias (reais, neuróticas, face à perda de amor do superego).

Na melancolia, o trabalho de luto é complexo; diz respeito ao objeto (perda do objeto), ao narcísico (regressão narcísica favorecida pela identificação) e ao ambivalente (defusão das pulsões). O seu objetivo: ligar a pulsão de morte a Eros.

"Que funções desempenha o outro no terreno narcísico e objectivante? Que

---

[96] *"Atractores"* é um conceito central para explicar os sistemas complexos e a sua dinâmica.

relações tem com o sentimento de autoestima e os seus outros constituintes: o narcisismo primário e as realizações egóicas? Para Freud, o sentimento do eu é um composto no qual convergem o modo como a criança foi investida na sua história, os laços com os outros e as realizações segundo o ideal[97] .

Na primeira tópica freudiana tudo está bem definido: territórios por fronteiras, e fronteiras por territórios. O conflito ocorre entre sistemas psíquicos estáveis, e não há nada "para *além do princípio do prazer*". Mas com o Id, Freud deu lugar a forças desorganizadoras. A estabilidade psíquica tem de ser reconstituída a cada momento.

O ego, presente desde os primeiros textos, é considerado sobretudo como um agente defensivo associado à censura, garantindo um papel moderador e inibidor no sistema pré-consciente. Mais tarde, entre 1900 e 1915, a referência fundamental continua a ser a da experiência de satisfação e da alucinação primitiva; os dois grandes princípios do funcionamento psíquico - princípio do prazer/princípio da realidade - regem a relação entre o mundo interno e a realidade externa. Finalmente, na conceção do conflito neurótico, o ego constitui a instância que se opõe à realização do desejo. Com o trabalho sobre o narcisismo e as identificações, o ego oferece-se como objeto de amor. Em *"Psicologia de Massa e Análise do Ego"* as identificações desempenham um papel decisivo na constituição do ego. O aparelho psíquico será o retransmissor intrapsíquico das relações intersubjectivas. O intersubjetivo é constitutivo da subjetividade ao longo da vida.

Em *"Para além do princípio do prazer"*, Freud recorda que, nos seus primeiros tempos, a análise não tinha outra aspiração senão *"recolher, reconstruir e comunicar no momento certo o inconsciente escondido do paciente".* A *psicanálise era acima de tudo uma arte de interpretação.* Mais tarde, ele fixou um outro objetivo: *"incitar o paciente a corroborar a construção através da sua própria recordação. Como resultado deste esforço, o centro de gravidade recaiu sobre as resistências do paciente".* Não é apenas o que foi fonte de prazer que se repete, mas também os traumas associados a situações afectivas dolorosas. Freud postula então que *"na vida da alma existe de facto uma compulsão à repetição que se estabelece para além do princípio* do prazer"[98] .

Contra a pulsão de morte - cujo objetivo é *"dissolver as ligações e assim destruir as coisas do mundo"* - luta a pulsão de vida - cujo objetivo é *"produzir unidades cada vez maiores e assim preservá-las, ou seja, uma ligação".* Freud tomou a ideia de uma reserva de energia da termodinâmica e imaginou uma

---

[97] Ver capítulo sobre a depressão.
[98] Freud (1938b) diferencia os efeitos positivos e negativos do trauma. Os positivos são aqueles que levam à repetição. Os efeitos negativos são aqueles que impedem a repetição das circunstâncias e estão associados a alterações do ego, inibições e fobias.

quantidade libidinal fixa, mesmo que não fosse mensurável. Mas o modelo (o princípio da conservação da energia) só se aplica a sistemas isolados. Os accionamentos são um sistema isolado? Já vimos que não.

Intersubjetividade e segunda atualidade

Em "*O Ego e o Isso*", explora as fronteiras: o somático, o social, a realidade. O segundo tema torna-se o magma: a pulsão de morte, o narcisismo, as identificações, o Édipo. O inconsciente repressivo não será mais confundido com o inconsciente reprimido. A partir de agora, Freud estará atento aos vassalos do ego, aos conflitos intersistémicos e intrasistémicos. Ele dará importância às defesas e às lutas defensivas secundárias do ego. A partir da segunda tópica, a teoria do conflito é alargada ao sublinhar a importância das fixações identificatórias e das suas eventuais contradições. Se em 1932 ele formula "*Onde estava, devo tornar-me*", é devido à possibilidade de uma *parte* do espaço do (recalcado) passar para a jurisdição do Ego. A tarefa terapêutica tenderá a conseguir uma redução quantitativa do espaço psíquico dominado pelo inconsciente *"Algo menos inconsciente e algo mais pré-consciente"*, tenderá também a mudar a relação entre o Ego e o retorno do recalcado, tornando possíveis recursos sublimatórios e tendo prazer sexual e relacional realizáveis. A prática analítica será, a partir do segundo tópico, uma transformação do equilíbrio dinâmico e económico que regula as relações do ego com o Ego, o superego e a realidade. As resistências serão classificadas de acordo com o ponto de vista estrutural; em 1926 ele classificá-las-á como três resistências do ego, uma do Ego e uma do superego[99].

Freud diz em "*O Ego e o Ego*" que a realidade é para o ego o que as pulsões são para o Ego, mas a primeira realidade é libidinal, diz respeito ao investimento da criança nos outros, bem como aos investimentos que os outros fazem nela. *A realidade libidinal é traçada pela realidade psíquica dos pais.*

As instâncias situam-se menos em relação à consciência e mais em relação aos seus próprios modos de funcionamento e patrimónios energéticos específicos. "*O Ego e o Ego*", diz Freud, continua as ideias de "*Para Além do Princípio do Prazer*", mas confronta-as com novos fenómenos clínicos. Ao considerar os

---

[99]Podemos pensar nestas cinco resistências no analista? Para o analista, a transferência também pode tornar-se uma resistência. Resistência por repressão: a angústia perante o recalcado não é património do paciente. Resistência por benefício secundário: como é que o sofrimento do paciente nos beneficia? Assunto delicado. A resistência do superego: às vezes parece que não podemos nos permitir o prazer porque não estamos impregnados da dimensão libidinal que sustenta a situação analítica. E, finalmente, a resistência do id (compulsão à repetição) (Hornstein, 1993).

atributos do ego, ele imediatamente deixa claro que o ego tem aspectos inconscientes. O Eu é para o Eu o que o princípio de realidade é para o princípio de prazer, o que a ontogénese é para a filogénese. O ego, ao conter a história das escolhas de objeto, apropria-se dos seus investimentos. *Esta conceção implica uma extensão da teoria do narcisismo.* O narcisismo do ego será pensado como secundário, subtraído aos objectos. Cada instância tem motivações, enfrenta conflitos, estabelece alianças. O segundo tópico levanta a complexidade da subjetividade, produto de identificações plurais, conflituosas, desconexas[100].

"*O Ego e o Ego*" é uma exposição histórica.[101] Começa com Freud a recapitular os limites da oposição inconsciente-preconsciente e a opor o eu coerente e o reprimido. Esse eu coerente tem aspectos inconscientes.

O capítulo 2 retoma a representação do discurso como a palavra ouvida do outro. *Esta intersubjetividade é decisiva na construção da linguagem e da subjetividade.* Há uma relação especial eu-linguagem. O pensamento (processo secundário) requer a palavra, pois o pensamento inconsciente, sem palavras, dificilmente merece o nome de pensamento, sendo muito rudimentar e em imagens. Dirigindo-se a Groddeck sem o mencionar, Freud faz uma afirmação muito direta: "*só o que já foi consciente pode ser tornado consciente*", quando na prática o analista produz simbolizações onde não havia nenhuma. Acontece que Groddeck ficou muito zangado com o facto de Freud ter usado o termo "*isso*". Freud é enfático: continua a preferir trabalhar na superfície psíquica com o inconsciente reprimido como produto da história infantil. E escreve: "*quase todas as separações referem-se a estados de superfície, os únicos que nos são percetíveis*". Apesar de introduzir o "isso", ele insiste que o trabalho é com o inconsciente reprimido. Nos textos técnicos posteriores a 1923: "*Análise Terminável*", "*Construções*", "*O Esquema*" *ele* reafirma que o principal objetivo da análise é recuperar - re-significando - a história infantil[102].

Freud considera as relações Cc-Prcc-Icc, como ligações entre representações de coisas e representações de palavras. E termina o capítulo 2 com o eu como projeção de uma superfície e como um eu corporal. O facto de o eu ser,

---

[100] Identificação, narcisismo, ego, defesas inconscientes, ideal do ego, superego, pulsão de morte são os marcos de uma nova articulação teórica, enquanto cresce a importância atribuída à crise edípica e ao complexo de castração.

[101] As exposições freudianas oscilam entre dois modelos: o histórico e o hipotético-dedutivo. O primeiro coloca a tónica na evolução cronológica da teoria, o segundo apresenta a teoria como um todo coerente e acabado, desde a enunciação dos princípios que regulam o aparelho psíquico até às suas aplicações concretas.

[102] A historicização simbólica está no centro da tarefa analítica. No início da sua obra, Freud confessou, com algum receio, que as suas histórias de casos se assemelhavam a pequenos romances. Justificou-o argumentando que estes casos eram contados tal como foram recolhidos: como histórias. E basta recordar o texto de "*Construções em Análise*" (1937), escrito quarenta e dois anos mais tarde, para nos convencermos da persistência do seu interesse pela historicização no trabalho clínico.

antes de mais, um eu corporal implica que ele não se constitui sem experiências corporais, o que não agradou a todos os analistas.

O ego e o superego têm aspectos inconscientes. A compulsão à repetição pode estar "para *além do princípio do prazer*". Freud procura uma representação tópica para uma conflitualidade entre instâncias diversificadas. Ele nunca desistirá de articular as duas tópicas; em "*O Esquema*" vemos seus esforços nesse sentido.

O superego, constituindo-se como uma instância crítica, é também alimentado pelo amor paternal, guardando o ego para lhe garantir uma confiança básica e evitando separações excessivas em relação aos ideais. Esta caraterística do superego "*bem-intencionado*" é muitas vezes negligenciada em favor das suas representações mais severas, essencialmente proibitivas e punitivas.

E assim chega ao capítulo 3, já com o primeiro tema a transbordar. Ele começa: "*Se o "eu" fosse apenas a parte do "eu" modificada pela influência do sistema percetivo da consciência, substituto do mundo externo real, estaríamos perante um simples estado de coisas. Mas acrescenta-se algo mais*". Este "*algo mais*" é a identificação, que abre o segundo tópico para o campo intersubjetivo. A identificação como organizadora do psiquismo em todas as suas instâncias depois de ter sido um mecanismo psicopatológico.

Os efeitos estruturantes da intersubjetividade tornam-se evidentes, estruturação que tem lugar no seio da estrutura edípica e da angústia de castração como um limite[103] .

Ao longo da sua obra, a polivalência do termo "eu" prevalece, deixando-o dizer tantas coisas. Em "*O Projeto*" define-o como uma organização representacional (neuronal) que se caracteriza por associações (facilitações) entre os vários sistemas de memória com um investimento constante que lhe permite inibir o processo primário (tanto a realização alucinatória como a defesa primária), tornando possível o processo secundário. O ego intervém no conflito pela sua dupla função: inibitória dos processos primários e defensiva. O Eu introduz um processo de ligação que impede as deslocações maciças e torna possível o processo secundário. Este "eu" é uma prefiguração do reservatório da libido *("Introdução do narcisismo")*, da vesícula protoplasmática *("Para além do princípio do prazer")* e do precipitado das identificações *("O ego e o id")*.

No registo *tópico*, o ego situa-se em relação ao ego, ao superego e à realidade. No *dinâmico*, como pólo defensivo do conflito e accionando uma série

---

[103] Em 1923, Freud fez convergir todos os fios relativos à identificação na trama edípica. Aí, as instituições do ego (censura, defesas, teste de realidade) e as do superego (ideais, consciência moral e auto-observação) serão deslocadas. A combinação da bissexualidade e dos laços edípicos atravessados pela ambivalência permite a Freud pensar a história da identificação. Dois modelos dominam a multiplicidade das identificações: o histérico e o melancólico. O primeiro é construído no contexto da elaboração da primeira tópica. O segundo surge das alterações do ego, dos enigmas da melancolia e da esquizofrenia, do sentimento de culpa, do masoquismo e conduz à segunda tópica (Hornstein, 1993).

de mecanismos de defesa activados pelo sinal de angústia. No *económico*, ao inibir os processos primários, permite a passagem da energia livre à energia ligada (processo secundário).

O capítulo 3 é também o capítulo do Édipo, não como um episódio, mas como o núcleo da subjetividade. Tanto o id como o superego correspondem às influências do passado, enquanto o ego corresponde ao presente.[104]

Uma digressão. "*O Ego e o Isso*" é como uma história da psicanálise. Capítulos 1 e 2: como o primeiro tema transbordou. Capítulo 3: a identificação, o Édipo, o narcisismo, a sexualidade feminina. Capítulo 4: os dois tipos de pulsões (desenvolvidos em "*Para além do princípio do prazer*", com algumas diferenças). "*O tumulto da vida vem de Eros*". As pulsões de morte são mudas. Destrutividade ou tendência para o zero? Ainda estamos a discutir isso. Freud dirá em 26 algo que para mim é fundamental: *"a essência da regressão é a não mistura das pulsões"* quando observa que nas patologias mais graves a pulsão de morte ocupa um lugar preponderante.

A pulsão de morte despossui o objeto. Mas não em benefício de um outro objeto, mas ameaça todo o objeto, todo o encontro, toda a experiência que, para possuir existência psíquica, requer a atividade vinculativa própria de Eros.

Quais são os recursos energéticos conseguidos pelo ego via identificatório (narcisismo secundário) e como são distribuídos? Quanto maior for o gasto em contra-investimento, maior será o empobrecimento do ego como sistema. Um ego defensivo, alterado, empobrecido ou um ego com a sua própria energia, que utiliza para uma ação específica. O inconsciente reprimido é um produto da história infantil. O núcleo do ego é o inconsciente pré-histórico ligado à história da espécie, mas será que não há diferença entre o ego congénito e o inconsciente reprimido?

Existe. O inconsciente é uma organização de desejos, identificações, valores interiorizados. Porque, com o segundo tópico, o inconsciente inclui: os aspectos reprimidos e inconscientes do ego, o it (inconsciente congénito) e o inconsciente do superego.

Coitado do ego! É ameaçado por todos os lados: pelo ego, pelo superego, pelo mundo exterior. Freud fala de "vassalagem do ego". Mas em "*Inibição, Sintoma e Angústia*" ele reconhecerá uma atividade estratégica e política do ego, e irá contra as "visões do mundo" psicanalíticas que exageram a fraqueza do ego[105]

---

[104] Em "*O Esquema*", ele dirá que o superego tem a ver com o passado cultural e o id com o passado biológico.

[105] *Assim, é sensato perguntar como é que este reconhecimento da potencialidade do ego corresponde à descrição que esboçámos, no estudo "O ego e o it", da posição desse mesmo ego. Aí descrevemos a vassalagem do ego ao ego e ao superego, a sua impotência e a sua apreensão angustiada em relação a ambos, e desmascarámos a sua arrogância duramente conquistada. Desde então, este julgamento tem sido fortemente ecoado na literatura psicanalítica. Inúmeras vezes enfatizam insistentemente a fraqueza do eu em relação ao eu, da ratio em relação ao demoníaco em nós, prontas a fazer desta tese o pilar básico*

Como evitar uma "visão do mundo"? A oposição entre um eu-função, propenso à adaptação, e um eu-representação, condenado ao desconhecimento, simplifica mas não resolve a tarefa de construção de uma metapsicologia do eu. Simplifica a duplicidade do eu, que é defensiva e historicizante. Considerá-lo como mera aparência e sem qualquer consistência em relação ao desejo leva, inevitavelmente, a perder o ponto de vista tópico e dinâmico e a abandonar a conceção da vida psíquica de Freud: centrada no conflito entre instâncias.

E porque é que a psicanálise não é uma visão do mundo? Porque as visões do mundo não dão voz às pessoas, e a psicanálise, por outro lado, não é nada sem o paciente. Não é nada se se limitar à especulação. E perdoem-me por voltar ao exemplo de Freud. Mesmo quando especula (por exemplo, em "Para *além do princípio do prazer*"), faz malabarismos com os pregos clínicos: reação terapêutica negativa, destrutividade, patologias graves, problemas sociais. Além disso, se há especulação, não é um fogo fátuo que se apaga. Continua em "*Masoquismo*". Continua em "*O Ego e o Isso*". Aquilo que parecia tão especulativo tem efeitos na clínica. É a conduta do superego (de um superego em que a pulsão de morte está em jogo) que decide a gravidade da neurose. E também "*O Ego e o Isso*" retoma *a* metapsicologia, retoma a clínica, no que diz respeito à dupla inscrição. Algo pode ser posto em palavras e ser ainda uma representação de algo. Ele vai explicitar isso em "*Recordação, repetição e reelaboração*". A palavra não tem o mesmo peso afetivo porque o que foi vivido na infância é de uma magnitude diferente e é por isso que é necessária uma reelaboração. Freud infere que a psicanálise, para além de uma tomada de consciência, exige um trabalho de simbolização, de retorno à mesma coisa. Se houvesse apenas uma inscrição, a verbalização faria desaparecer a representação da coisa, o que nega o conflito, a luta de forças, a resistência. Quando, em 1926, Freud define as cinco resistências, ele faz depender o sucesso de uma análise em grande parte da resistência do superego e da resistência do id. Em "*Análise terminável*", ele dirá que, nesses casos, "*todos os percursos, ligações e distribuições de força se revelam imutáveis, fixos, petrificados*". Este é um debate teórico que tem a ver não só com a existência de dois sistemas mas de forças e inscrições com intensidades diferentes. Em termos simples. O analista pensa por vezes "*o ciúme do meu paciente é o ciúme que ele tinha do irmão*", como se no psiquismo só houvesse representações (e as quantidades de afeto?).

O capítulo 5 é para mim fundamental. Vemos o eu contra ou a favor das três instâncias, vemo-lo na sua história identificatória, história de vida e de morte,

---

de uma visão psicanalítica do mundo. Alguns confundiram vassalagem com impotência, hipostasiando as instâncias psíquicas para fazer delas a encarnação e a manifestação de princípios metafísicos.

história de escolhas de objeto.

Mas "*The Ego and the It*" termina: "Preocupa-me *que, ao hierarquizar as pulsões de morte, subestimemos o poder de Eros*". No pós-freudianismo, houve uma idealização da pulsão de morte, uma idealização da repetição e nenhuma consideração da diferença. Será que Eros é apenas conservador? Tende apenas a recuperar um estado anterior?[106]

Depois de 1923, houve 15 anos de escrita, de criação. Uma bibliografia essencial para responder a esta questão.

Espaço de intercâmbio e de debate

Gloria Stafforini: *O tema da realidade. Em diferentes formulações teóricas, a realidade tem ocupado diferentes espaços: a realidade como predominância projetiva na teoria kleiniana, "o real" como distinto do factual na via lacaniana, a realidade como representação à luz dos novos paradigmas, etc. Haverá uma forma particular de pensar a realidade e a sua dinâmica com o aparelho psíquico? Como se modificaria o conceito de realidade com esses novos paradigmas? Como se modifica a economia da pulsão de morte se a pensarmos com os novos paradigmas?*

Carlos Noceda: *Sempre que falamos de entropia referimo-nos a uma lei da termodinâmica que explica uma desorganização, mas uma desorganização que ocorre em máquinas sem vida. Nas máquinas vivas, pelo contrário, esta informação produz uma reorganização, chamada "neguentropia". Gostaria que relacionassem a neguentropia com as pulsões de morte e de vida.*

Ricardo Avenburg: *Por razões dentárias, não pude chegar aqui mais cedo sem uma coroa, por isso não pude ouvir tudo. Dois pontos, um a importância do inconsciente reprimido versus o inconsciente no seu sentido mais amplo. Eu diria que, basicamente, pode ser dividido num Freud antropológico e num Freud clínico. Penso que a psiconeurose pode ser perfeitamente enquadrada no primeiro tópico. Eu diria que Freud, a partir dos anos 20, transcende esse nível e passa para a antropologia, transcende o superego, com o superego embutido no Ego, todas as contradições que existem no inconsciente, que aparentemente não tem contradições, e a contradição entre um inconsciente contraditório e as contradições que estão no inconsciente, que eu acho que também é todo um assunto. Eu resgato o inconsciente reprimido na clínica habitual, digamos assim.*

---

[106] Tentei responder a estas questões em *Narcissism* (Hornstein, 2002).

Outro tema: Eros como elemento conservador ou não, eu acho que seguindo Freud, todos os instintos são conservadores: Eros também tende a retornar à unidade original da vida que integrada à pulsão de morte estaria respeitando as diferenças e marcando-as seria a unidade, mas o que marca a complexificação, não sei se progresso ou não da estrutura são sempre os estímulos externos, assim como originaram o início da vida, também a complexificação dos sistemas instintivos dos seres vivos são sempre produtos de estímulos externos e da interação dialética com as tendências conservadoras dos instintos. Não concordo com o que Freud diz numa parte de "Para além do princípio do prazer" de que é a repressão que leva ao progresso, como uma fobia que ao reprimir o instinto leva a deslocar um ponto para outro lado, creio que a fobia leva antes a uma limitação, creio que o confronto, a assunção de que vivemos apesar do conservadorismo do instinto de que cada momento é diferente é o que por sua vez faz com que tenhamos de nos adaptar para integrar a nossa própria maneira de morrer com tudo o que nos rodeia. Estas são as minhas observações.

Luis Hornstein: Em relação ao que a Gloria [Stafforini] e o Carlos [Noceda] estavam a dizer. O apelo da transdisciplina veio-me da clínica. Desde o momento em que comecei a trabalhar, sabia que os meus pacientes eram menos "neuróticos de destino" do que me diziam os meus supervisores ou as teorias actuais. Eu via, sim, a compulsão à repetição, mas também via que os encontros "serviam um objetivo". Nunca me pareceu que a história e as determinações se desenrolavam longe e há muito tempo e que o resto eram *remakes* do infantil.

Como nos livros que são reimpressos sem acréscimos ou correcções, algumas situações pareciam repetir-se, tal como em alguns pacientes. Assim me ocorreu (e perdoem-me o salto) que para Freud a realidade era uma quarta instância. Muito mais tarde conheci os autores da teoria da complexidade. E hoje posso dizer que a subjetividade tem vários "*atractores*", que o inconsciente reprimido não é o único atrativo. Nos sistemas complexos (quando saímos do pêndulo simples em que o atrator é a lei da gravidade), perguntamo-nos para onde o sistema está a tender. Claro que, mesmo que o sistema seja complexo, podemos simplificá-lo, reduzi-lo, e dizer que tende para o desejo ou para a morte, com o pretexto de que todos desejamos e todos morremos. Prefiro seguir Freud que diz que toda a neurose começa com a frustração e que, enquanto não houver frustração, não haverá introversão, não haverá regressão aos pontos de fixação, não haverá conflito. Nesse sentido, a realidade atual é como um contra-investimento da história infantil, há a realidade presente e há o passado, mas na medida em que o sujeito consegue realizar alguma coisa (nunca conseguirá realizar tudo) dos seus desejos infantis na vida presente, está protegido contra esse retorno à introversão

- regressão - fixação - aumento do conflito. Como Ricardo [Avenburg] gosta de dizer: "*toda neurose tem um núcleo de neurose real*". A realidade não é apenas um pretexto para projetar nela a nossa própria realidade psíquica, mas a realidade no duplo sentido do dia de descanso. Ela não é apenas o pretexto para a emergência do inconsciente. Em "*Moisés*", Freud fala de uma pulsão emergente, presente em todos desde a infância. Sobre ela ele diz que: 1) quando há uma diminuição do funcionamento do ego (nos estados depressivos e no sono, por exemplo) a pulsão emergente tende a voltar à consciência porque o sistema de contra-investigações diminui; 2) quando há um reforço da pulsão (Freud dá o exemplo da puberdade[107]), e 3) quando o presente serve de suporte ao inconsciente infantil ou o reactualiza (ambos), o resto diurno como pretexto para a emergência do infantil ou o resto diurno para converter um conflito pulsional latente num conflito presente, os famosos "*cães adormecidos*" de Freud, porque é o presente que actualiza o inconsciente. Eu valorizo, como Freud, a superfície psíquica. E, em geral, não pretendo ser o porta-voz do inefável. Pelo contrário, a minha tarefa é deixar falar o inefável. Ser capaz de pensar como a realidade tem um impacto e como toda a história é escrita a partir do presente, ou como a infância é uma potencialidade e não um destino inapelável. Escutar os duelos, os encontros, os traumatismos, as ligações, as vicissitudes que uma pessoa vive faz com que os conflitos pulsionais latentes se tornem actuais e, portanto, analisáveis. Tal como Freud tinha dito em 1900 que um sonho não pode ser totalmente interpretado, em 1937 ele disse que nenhum sujeito pode ser totalmente interpretado porque só interpretamos o que a vida actualiza e o paciente não pode colocar todos os seus conflitos na transferência (um tema mais do que controverso). É a vida que actualiza, portanto não há análise completa, e só no decurso da vida é que alguns conflitos são actualizados. Se a psique é um sistema aberto, o objetivo da psique é transformar os ruídos desorganizadores em informação complexificadora. Freud disse em "*O Projeto*": "*quantidade em fi, complexidade em psi*", o que é desorganizador para um *borderline* pode ser trivial para uma pessoa cuja complexidade psíquica pode metabolizar esses ruídos transformando-os em informação mas, inversamente, quando vivemos numa realidade em que os mísseis voam, os rios são envenenados, a correspondência pode ser infetada, o risco país não tem limites e todas as certezas são perdidas, mesmo o sujeito que *"passou pelo fantasma"* é inundado por quantidades traumáticas que podem ser desorganizadoras. Ou quando um homem que tinha planeado um modo de vida para os próximos 15 ou 20 anos, segundo o

---

[107] Mas na clínica ouvimos uma mulher dizer: "Tenho *de ir ao ginecologista para saber o que se passa com as minhas hormonas porque estou muito nervosa*". O impulso é uma força constante (ao contrário dos estímulos externos), mas a magnitude do estímulo é variável. Esta "*exigência de trabalho*" do corpo varia, assim como a "exigência de trabalho" de uma realidade tão premente como a atual no nosso país.

qual se imaginava mais velho mas ainda ativo e respeitado na sua atividade, este homem que era o ganha-pão, se torna de repente, aos seus próprios olhos e/ou aos olhos dos outros significativos, um "*ninguém*", um pária, um marginal, então algo acontece a este sujeito para trazer de volta o que foi reprimido. Lembrem-se do que Freud disse em "Moisés", que o reprimido retorna quando o ego está enfraquecido.

Chego à sua pergunta, Carlos [Noceda]. Freud não podia escapar ao seu tempo, ao modelo dos sistemas biológicos fechados. A segunda lei da termodinâmica diz que um sistema fechado, com o passar do tempo, desorganiza-se cada vez mais até atingir o seu equilíbrio final (aumento da entropia). Uma criança não investida libidinalmente irá para a pulsão de morte, uma criança com uma mãe erogenizadora e protetora face aos estímulos externos e internos; será um sistema aberto com predominância da pulsão de vida e com capacidade de neutralizar as pulsões de morte. E eu respondo-lhe uma coisa, Gloria [Stafforini]. Essa mãe é simultaneamente protetora do interno e do externo. Que a subjetividade, em vez de se desorganizar, pode tornar-se complexa (já o mencionei: "*quantidade em fi, complexidade em psi*"). Parece-me que a ideia de um sistema aberto, o que diz sobre a entropia, é poder pensar Eros. Piera Aulagnier perguntou se o desejo de uma mãe que, ao dar à luz, vê o seu filho como uma repetição de algo que já aconteceu e, portanto, ataca o que há de novo nele, não é tanático. Pode uma mãe investir o futuro? Seria antecipar um outro que nunca existiu, reconhecer a diferença, o novo. Leiamos várias notas de rodapé em *"Para além do princípio do prazer"*, onde Freud pergunta *"Pode o conservador ser aplicado às pulsões sexuais?"*

Como é que os biólogos pensam atualmente os sistemas, tendem para a complexidade ou para a desorganização? Parece-me que este é um tema que devemos deixar em aberto tanto ao nível da transdisciplina como ao nível da clínica de cada um: até que ponto há uma procura do original, até que ponto há uma conceção nostálgica do desejo? Deleuze disse há muitos anos, em 1973: o pensamento contemporâneo é marcado por Hegel ou por Nietzsche, e Nietzsche pensou o desejo como produção e não como recuperação de algo anterior.

E gostaria também de responder ao Ricardo [Avenburg]. Gostaria de "*coroar*" o que estou a dizer com algo que vai ao encontro da sua pergunta. Para começar, a polémica é, por um lado, entre o inconsciente recalcado e o anterior ao inconsciente recalcado. A polémica com Groddeck: Freud não precisava de recorrer à filogenia antes de ter esgotado a ontogenia. "Análise de superfície e análise de profundidade" é uma polémica. Concordo com Ricardo que para as psiconeuroses não parece tão imperativo recorrer à segunda tópica, mas o que dizer das patologias mais graves, como as perturbações narcísicas, as esquizofrenias que implicam uma desorganização do ego, as patologias *borderline*?[108] Gedo e Goldberg, discípulos de Kohut, escreveram *Models of the mind*, um livro muito rico. Eles são de opinião que certas teorias servem para explicar certas patologias. Estou de acordo até certo ponto. O primeiro tópico dá conta (parcialmente, acrescento) das psiconeuroses, incluindo a neurose obsessiva? Porque é uma patologia do superego. Parece-me que se não nos limitarmos a psicanalisar "*pacientes já curados*", a contribuição do segundo tópico é fundamental. Esses pacientes (devotos ou crentes) predominaram na agenda dos psicanalistas nos anos 60 (já mencionei na Introdução minha discordância com a nostalgia dessa "*idade de ouro*" da psicanálise na Argentina).

Disse que não é o Eros mas a realidade que produz a complexidade. Para o freudiano, lembro Freud: *"Eros e Ananké são os progenitores da cultura"*. A exigência de realidade mais Eros, as duas coisas, Eros não odeia a realidade, não rejeita a realidade (sistema aberto), assume que pode admitir a realidade e, em todo o caso, defender-se da realidade traumática. No entanto, gostaria de prolongar o debate sobre se Eros procura o novo ou o velho.

César Merea: A partir da apresentação, comecei a pensar que sempre que pensamos numa questão, pensamos nela num determinado contexto, pelo que aqueles de nós que têm estado a falar neste ciclo pensam nela num duplo contexto: 1) o ciclo dentro da instituição 2) as apresentações que vamos fazer para o exterior. Uma vez que temos uma mesa redonda final onde acabarão por surgir diferentes formas de pensar. A preocupação que me surgiu daí é: quais são as diferentes formas de partir de Freud? Eu não sei se um estudo comparativo com outras teorias fundadoras do nosso tempo, digamos o materialismo ou a teoria da evolução, nos daria alguma coisa, por exemplo, poder-se-ia dizer hoje vamos pegar no marxismo, e a mais-valia existe, isso é uma questão incontestável, agora tudo o resto que o historicismo por vezes nos deu no sentido em que levou a tácticas absurdas e a teorias do tipo vamos votar no inimigo para exacerbar as contradições do sistema. A teoria da evolução, por exemplo, parte de um núcleo que exige uma teoria genética que exige uma origem da vida, portanto o núcleo de seleção é mantido com base num contributo genético, tudo o que veio na altura do aparecimento da teoria da evolução era muito importante, não é uma coisa em que se insista muito hoje em dia, portanto, nessa base: qual é o núcleo da nossa teoria, que coisas mudam e podem ser deixadas de lado e o que é que constitui o núcleo primário? Penso que é um movimento epistemológico interessante para

---

pensar, não é?

Isabel Lucioni: *Aprecio* muito *Luis, o esforço que fazes para trazer de novo e de novo a complexidade e tirar-nos dos falsos dilemas que paralisaram a psicanálise: Eu só me ocupo do pré-consciente, ou do inconsciente, viva a pulsão de morte, viva a sexualidade, e creio que o desafio é precisamente assumir a multiplicidade de determinantes de tudo o que Freud nos legou e creio nesse desafio porque em cem anos tem sido muito difícil assumi-lo, creio que mesmo que não queiramos, uma e outra vez se coloca a escolha dicotómica, não é? Bem, não é tanto a pulsão de morte, é a negentropia, isto é a entropia enquanto o sistema a puder transformar em informação, os sistemas vivos vivem produzindo radicais livres, portanto vivem morrendo, não é uma metáfora poética. Nós produzimos os nossos próprios venenos que mais cedo ou mais tarde nos vão levar à morte, por isso acho que devemos deixar para trás uma infância psicanalítica que se tivermos de falar apenas de amor ou de agressão quando a teoria que Freud fundou fala de amor e de agressão e da necessidade de tudo, do cognitivo, do afetivo, do pulsional e das produções mais elaboradas que o homem pode fazer, não é verdade? Já vi dois autores serem despedaçados pela sua posteridade: Marx e Freud, talvez pela magnitude do seu empreendimento. Concordo que não se pode falar de uma área parcial da teoria como fazendo o objeto da psicanálise, por exemplo, determinando o inconsciente recalcado como objeto porque o objeto é o aparelho psíquico articulado ao biológico, ao cultural, tendo a realidade como instância e as forças motrizes últimas são Eros, morte e Ananké, ou seja, os três, por isso temos de pensar sempre numa mistura destas três forças como determinantes e pensar também que a resposta nunca é um predomínio estável e definitivo de Eros, é um predomínio relativo de Eros, por isso a análise é sempre parcial, não só porque não podemos ativar todo o inconsciente como queremos, mas também porque nos esquecemos que as instâncias não são depósitos mas sistemas semióticos produtivos, ou seja, os três sistemas estão vivos e metabolizam per se: cada um está a puxar para o seu lado.*

M. Cristina Rother de Hornstein: *Eu acho que não podemos ignorar o segundo tópico. Assim como a segunda tópica não descarta a primeira, mas a articula, tenho a impressão de que não podemos ignorar essa articulação porque estaríamos deixando de lado a fecundidade dessa articulação. Talvez até o próprio Freud, com os seus primeiros pacientes, não a tenha deixado de lado, mesmo que não a tenha teorizado. Algumas das abordagens que ele poderia ter feito no "Projeto" e que ele até deixou de lado, como a questão do pensamento, permitiram-lhe fazer na prática o que ele ainda não tinha teorizado oficialmente.*

Possivelmente com alguns casos de pacientes histéricas em que o problema era predominantemente a sexualidade reprimida, ele trabalhou a partir do que tinha sido teorizado até então, que era o primeiro tema. Mas mesmo em Dora vê-se toda a problemática edipiana levantada, e no entanto Freud não tinha teorizado a complexidade do Édipo ou da identificação. Por outro lado, creio que as teorias psicanalíticas que se fixaram na primeira tópica freudiana e não consideram a metapsicologia do ego, do superego e do repressor deixaram de lado aspectos importantes da clínica e da teoria dos pacientes graves, mas também da neurose.

Cielo Rolfo: *Foi bom quando você me lembrou que Freud termina "O Ego e o Isso" lembrando-nos do perigo de ficarmos apenas com o tanático e esquecermos o erótico como produção de novas formações do inconsciente, de novas formas de subjetividade. Para nós que trabalhamos com os afectos, este é um cavalo de batalha atual, os afectos como produção de novas subjectividades. Queria fazer-lhe uma pergunta*

(A cassete foi interrompida, embora a discussão tenha continuado durante mais 20 minutos)

CAPÍTULO 6 PATOLOGIAS NARCÍSICAS: UMA INTRODUÇÃO[109]

Um levantamento da literatura freudiana e pós-freudiana mostra que *"patologias narcísicas" é* uma expressão utilizada para problemas clínicos que, por vezes, têm pouco em comum.

O narcisismo é uma etapa da história libidinal, da constituição do ego e das relações de objeto. É um *composto* que integra várias tendências: a tendência para convergir todas as satisfações para si próprio sem ter em conta as exigências da realidade, a procura de autonomia e autossuficiência em relação aos outros, a tentativa ativa de dominar e negar a alteridade, a predominância do fantasmático sobre a realidade.

Uma revisão da literatura indica que o termo *"narcisismo"* tem vários significados: por um lado, a indiscriminação entre o eu e o outro, por outro lado, a regulação do sentimento de autoestima, bem como o interesse exacerbado na representação do eu. No narcisismo patológico, o interesse exclusivo pelo eu e a procura desesperada e defensiva da manutenção e promoção do eu são flagrantes, enquanto no narcisismo trófico esse interesse exclusivo está integrado com outros objectivos e actividades. Os tipos de actividades característicos do narcisismo trófico (ambições, ideais, compromisso com o objeto) não são motivados principalmente pela necessidade de manter e promover a identidade e a autoestima, mas são produtos colaterais dessas actividades. Dada uma certa coesão do eu e da autoestima, o sujeito é livre de orientar cada vez mais a sua vida não por motivos narcísicos, mas para a realização transacional do desejo[110].

A minha busca não é, em princípio, por um termo unívoco, mas por uma teoria suficientemente complexa do narcisismo que não turve a clínica, para que a clínica seja uma prática, e não a aplicação mecânica de ideias duras e dogmáticas. Há muitas coisas entre o céu e a terra, como diz Hamlet. Por exemplo, a famosa trindade, psicose-neurose-perversão, serve tanto para pensar como para não pensar.

Não conhecemos o narcisismo. O narcisismo em si é um magma, e um magma deve ser explicitado por modelos e, depois, inevitavelmente, acinzentado.

Mas para que a psicanálise seja mais do que uma psiquiatria descritiva, ela deve, como dizia Freud, *"ir à raiz do conflito"* e postular modelos. Encontrei quatro modelos para estas inúmeras *"patologias narcísicas"*, quatro formas clínicas, cada uma com a sua metapsicologia. A minha não é uma nomenclatura descritiva, mas tem por objetivo especificar o conflito.

1. Diz-se que a patologia narcísica ocorre quando o que está em causa é a

---

[109]Aula inaugural na Faculdade de Psicologia da Pontifícia Universidade Católica do Rio Grande do Sul (PUCRS). 20 de março de 2002.
[110] Ver Hornstein (2002).

identidade, o sentido do eu, como diria Freud. O sentido do eu está em causa na esquizofrenia, na paranoia e nas perturbações *borderline*. O que falha é a consistência do eu, o que está em causa é uma problemática da identidade pensada como movimento, como procura e como devir.

Há um défice na consistência do eu, um eu de fronteiras esbatidas. O conflito situa-se no interior do eu e na durabilidade da identidade através da mudança. Uma problemática define-se quando este eixo conflitual é predominante num sujeito. Há muitos ciumentos, mas um delírio celotípico implica algo de preciso. Há muitos narcisistas, mas o narcisismo exige precisão. Neste primeiro modelo, a identidade conta.

Do que estamos a falar quando falamos de identidade? Trata-se de uma teia de laços complexos e variáveis em que se articulam narcisismo, identificações, pulsão de vida, conflitos entre instâncias, versão atual da história, repetição e tudo o que participa na constituição do sujeito. A identidade refere-se a um sentimento, a uma experiência interior que se sustenta na **construção da identificação**, que requer a presença de certos pontos de referência sem os quais o reconhecimento do eu não pode ser sustentado (Rother de Hornstein, 2002).

2. <u>No segundo modelo, o que conta é o valor do eu. Há pessoas que parecem estar sempre a perguntar-se: "*Quanto é que eu valho*? As suas actividades, as suas relações, toda a sua vida estão centradas no problema do valor. Autores como Kohut ou H. Bleichmar centram o tema do narcisismo nas vicissitudes do sentimento de autoestima (e não tanto no sentimento de si, na identidade, no "*quem sou eu*"?)</u>

3. O terceiro modelo tem a ver com a confusão entre o objeto real e o objeto fantasiado. Viver falando consigo próprio sem aceitar o que é diferente. Não é a estrutura do ego em si que está em causa, mas a perceção da alteridade. Todos nós a "vemos" na clínica, em cada um de nós. Por exemplo, na terapia de casal: "*Ele nunca ouve o que eu digo*", "*Ele faz-me dizer o que eu não disse*". Não há entrada de ruído[111] mas defesa anti-ruído, ou como dizia Freud, "*aparelho protetor anti-estímulo*". (A propósito, isto merece ser tratado metapsicologicamente).

4. O quarto modelo consiste na "*clínica do vazio*". Esta patologia do "vazio" corresponde à não constituição de certas funções do ego ou à sua perda devido a um sofrimento excessivo.

Os quatro modelos têm a ver com o eu: *consistência, valor, indiscriminação com o objeto, perda ou não-constituição de funções*. E referem-se a conflitos diferentes.

---

[111] *Erro de sintaxe,* dizem os PCs quando recebem entradas que não estão no seu programa.

Em **1,** perguntamo-nos porque é que certos eus passam do auto-erotismo ao narcisismo, à homossexualidade, à heterossexualidade (Freud, 1914) sem terem sido demasiado danificados na sua própria organização. Somos como cristais que, em certos tipos de situações, se rompem ao longo de linhas de fissura condicionadas pela história (Freud, 1932).

Como dar conta da complexidade da história libidinal e identificatória, dos laços recursivos, das relações do tópico psíquico paterno-materno, da cena primária como enredo e seus efeitos constitutivos? Como sair da repetição canónica de três tipos de identificação (primária, histérica e melancólica) para desdobrar a diversidade de cada história identificatória através da qual os desejos e os discursos fornecidos pelos pais - tanto porta-vozes da cultura como deles próprios - são uma projeção subjectivante, estruturante constitutiva e não apenas alienante? Partimos da universalidade do Édipo como triangulação primordial em que se pode decifrar a realidade histórica constitutiva do sujeito, mas enriquecendo-a com as determinações que dizem respeito à inscrição do Édipo numa configuração histórica.

Permitam-me uma digressão. Quando digo que a história deixa marcas na estrutura do cristal, estou a falar de potencialidades e não de um destino. Mas não me escapa que isto é ainda demasiado especulativo, quando a minha própria exigência é responder clínica e metapsicologicamente, tomando da psicanálise certas categorias transdisciplinares (determinismo e acaso, sistemas abertos e fechados, auto-organização, causalidade recursiva). O arcaico foi muitas vezes privilegiado, como se o posterior não fosse mais do que uma repetição. Isto corresponde a uma conceção perecida da história em geral e em particular no que diz respeito às questões narcísicas. Um autor é clássico quando pode suportar novas leituras, e a teoria freudiana é clássica porque pode suportar leituras a partir do paradigma da complexidade.

Freud inventou o "*aparelho* psíquico"[112] . A "leitura" que dele faz no capítulo VII de "*A Interpretação dos Sonhos*" reconhece representações, regressões tópicas (à fantasia, ao pensamento, ao sonho como discurso alucinatório), mas é ainda um sistema fechado à perceção. Talvez porque cria as bordas, não pode lidar com as bordas. Em "*O Ego e o Ego*", porém, trata-se de uma relação complexa do sujeito com o corpóreo, com a realidade, com os valores. O problema do superego continua a ser levantado em "*Humor*". E questiona a realidade em muitos textos ("*Neurose e Psicose*", "*A Perda da Realidade*", "*Fetichismo*"). Adverte que a realidade é para o "eu" o que a pulsão é para o "eu". Quer ele saiba ou não, ele abre o seu sistema: o Eu é o presente e o Ego e o Superego o passado, de uma forma

---

112 Como expliquei no capítulo sobre os temas freudianos.

diferente.[113]

Continuo a digressão, agora com os textos clínicos. *"Inibição, Sintoma e Angústia"* não é mais difícil para o estudante do que *"Psicoterapia da Histeria"*. É mais complexo. *"Análise terminável e interminável"* ilustra o pressuposto da complexidade. Não existe um tema fechado, só se pode analisar o que está atualizado, não se pode prever o futuro. E, sobretudo, não há análise completa, ou seja, mesmo o analisável é, de certa forma, inanalisável. O analista pode, sim, colocar o ego do paciente em melhor posição para enfrentar o desconhecido. Algo disso ele já havia dito em 1900: não há interpretação completa de um sonho. Em *"Análise Terminável e Interminável"* (1937), quando a interpretação já não se limita aos sonhos há muito tempo, e quando o tratamento já não se limita à interpretação há pouco tempo, ele diz que não há interpretação completa porque o que foi atualizado da história infantil pode ser trabalhado, mas há muitos aspectos que não foram actualizados. É um texto em sintonia com os desenvolvimentos contemporâneos na aceitação de que quanto mais simples é um sistema mais previsível ele é e, inversamente, quanto menos previsível mais complexo ele é. Mesmo sem estarmos imbuídos do paradigma da complexidade, todos sabemos que uma primeira entrevista é muito rica e deve ser trabalhada para tudo o que se vai desenrolar depois, mas numa primeira entrevista só existe o que pode existir. Temos de esperar, sessão a sessão, pelo que não está lá, pelo que estará lá. É possível prever muito relativamente. E pode adivinhar-se. Mas não se deve.

Quando dizemos que alguém é narcisista, podemos estar a dizer muito pouco. Em que aspectos é que ele tem labilidade narcísica, em que momentos de análise é que ele a tem? E se é um narcisismo passageiro, porque é que surgiu e porque é que desaparece? Houve uma altura em que tudo tinha de passar pelos primeiros meses de vida, porque ali (era uma suposição simplista e não errada) tinha acontecido. E lá aconteceu de novo. Quanto mais recuava, mais se aprofundava o psicanalista, confundindo o arcaico com o efetivo. Se a história contemporânea indica alguma coisa, é que existem auto-organizações que não são apenas ressignificações, mas modificações da organização anterior.

Se o paciente está a viver uma situação de feridas narcísicas intensas e o analista interpreta apenas em termos infantis, há iatrogénese. Um erro teórico-

---

[113] *"Naturalmente, não só a natureza pessoal dos progenitores é eficaz na influência dos pais, mas também a influência, por eles propagada, da tradição da família, da raça e do povo, bem como as exigências do respetivo meio social, que eles sub-rogam. Do mesmo modo, no decurso do desenvolvimento individual, o superego recolhe contributos de continuadores posteriores e substitutos dos progenitores, como os pedagogos, os arquétipos públicos, os ideais venerados na sociedade. Verifica-se que o ego e o superego, apesar da sua diversidade fundamental, apresentam uma coincidência no facto de representarem (reprasentieren) as influências do passado: o ego, as do passado herdado; o superego, essencialmente, as do passado retomado por outros. O ego, por outro lado, é comandado principalmente por aquilo que o próprio indivíduo experimentou, ou seja, o que é acidental e atual".* (Freud, 1938)

clínico é não levar em conta a série complementar ("*suplementar*", se quisermos ser mais precisos). Para além de ser repetitivo, o presente é novo, é criativo. O que é que o presente acrescenta ao passado, qual é a novidade pela qual certas dimensões do passado são neutralizadas, actualizadas e, assim, surgem novas dimensões?

Estas questões remetem para o arcaico em psicanálise. Melanie Klein defendia que o que está ligado ao passado mais remoto é necessariamente o mais determinante para o psiquismo. A defesa das ideias de Klein é dupla. Por um lado, ela orienta a problemática do tempo para um ponto de vista desenvolvimentista, mas por outro lado, a sua conceção de desenvolvimento suscita muita descrença. As suas hipóteses são altamente especulativas. Nem Freud nem Winnicott concordam com esta abordagem. E o primeiro lembra-nos que não se controla um incêndio localizando o sítio onde deflagrou e contentando-se em extinguir esse único foco. Quanto ao segundo, que propõe distinguir entre o mais profundo e o mais precoce, ele segue a mesma direção que Freud.

Aquilo que fala da origem é designado no discurso freudiano pelo prefixo "*Ur*". Como assinala Assoun, o arcaico tem a sedução daquilo que afirma que a origem deixa de ser velada e joga em três arestas: *ontológica* (o ser do começo); *discursiva* (a possibilidade de um discurso do começo) e *gnoseológica* (a possibilidade de um saber do começo). Freud utilizou o prefixo "*Ur*" em todos os conceitos que se referem ao antes dos processos psicossexuais que constituem o material da experiência analítica (cena primária, fantasias originárias, repressão originária, pai originário). Eles ligam o desejo, a lei, a realidade e a proibição. O arcaico remete a três paradigmas diferentes: ou a um fundamento, ou a um substrato que sustenta o aparente, ou a um antecedente temporal. Nesta terceira alternativa, designa o ponto de emergência de um processo. Cada um destes três paradigmas engendra alternativas técnicas diferentes.

Volto ao nosso tema: as patologias narcísicas. Em **1** vamos pensar como o ego é construído, que fissuras houve nessa história identificatória. Porque é que alguns sujeitos, face a certas crises actuais, regridem para uma rutura do eu. Nas organizações *borderline*, um self com fronteiras borradas; na paranoia, um self em risco de fragmentação; na esquizofrenia, um self que regrediu para além do narcisismo (em direção ao autoerotismo). Voltemos a pensar no que é o ego para Freud, para Lacan, para Hartmann, em vez de ruminarmos amarguras mal construídas e polémicas irreflectidas. O debate entre a *Psicologia do Ego* e a psicanálise de Lacan pode ter sido interessante na época, mas na Argentina não havia e quase não há representantes da *Psicologia do Ego*.

Os estados *limítrofes tornaram-se* uma referência central na clínica.

Consequentemente, os comportamentos auto-destrutivos, a somatização, as relações instáveis com os outros, as perturbações de identidade, a impulsividade destrutiva, a auto-mutilação, os sentimentos de vazio, a raiva discordante, os pensamentos persecutórios ou os sintomas dissociativos passaram a estar em primeiro plano[114]. *O que está em causa é a consistência do eu.* O eu-próprio é constituído por três sub-instâncias: Um pólo de onde emanam as tendências para o poder e o sucesso. Um outro pólo contém objectivos idealizados. Uma zona intermédia - um arco de tensão de talentos e capacidades de base - que é "conduzida" pelas suas ambições e "guiada" pelos seus ideais. Em função da sua interação com os seus objectos, o eu surge como uma organização mais ou menos sã. A sua coerência é variável: da coesão à fragmentação. A sua vitalidade é variável: do vigor ao enfraquecimento. Variável é a sua harmonia funcional: da ordem ao caos. Quando a coesão, o vigor ou a harmonia apresentam um défice significativo, surge uma perturbação narcísica (esquizofrenia, paranoia, borderline ou depressão). Os *objectos do eu* (Kohut) são de dois tipos: os que confirmam o sentimento de grandeza e de perfeição da criança (objectos especulares do eu) e os que a criança pode admirar e com os quais se pode fundir como imagem de serenidade, infalibilidade e omnipotência (imagem parental idealizada). Se houver falhas na provisão de espelhamento e idealização, a coesão do eu não é devidamente estabelecida, a grandiosidade arcaica e o exibicionismo persistem. Ao interiorizar estes objectos do eu, o sujeito é cada vez mais capaz de processar estas funções por si próprio. Na patologia, continua a ter demasiada necessidade dos objectos narcísicos para manter a coesão do ego e a regulação da sua autoestima. Se os perde, sente-se vazio, desamparado e vulnerável à "angústia de desintegração"[115].

O narcisismo patológico não é um excesso de amor-próprio, mas sim uma carência crónica, pelo que o narcisista faz esforços insaciáveis para substituir o amor-próprio pelo amor-próprio.

O défice narcísico produz um eu ameaçado de desintegração e um sentimento de

---

[114] Ver o capítulo sobre a organização de *fronteira*.

[115] Stern diferencia vários sentidos do "*sentido do eu*": o agente (sem o qual pode haver um sentimento de alienação da própria ação); o sentido de coesão física (sem o qual pode haver fragmentação da experiência corporal, despersonalização e/ou desrealização); o sentido de continuidade (cuja ausência leva à dissociação temporal); o sentido de afetividade (cuja ausência leva a estados dissociados); o sentido de organização. Estes sentidos do eu constituem os fundamentos da experiência subjectiva. Historicamente, ele descreve os vários domínios da experiência do eu e dos afectos: um eu emergente, que se forma entre o nascimento e os dois meses; um eu nuclear (entre os dois e os seis meses); um eu subjetivo, que se forma entre os sete e os quinze meses, e mais tarde: um eu verbal. Estes domínios do eu não são fases sucessivas que se substituem umas às outras. Permanecem activos e coexistem ao longo da vida.

vazio interior. O défice narcísico produz um eu ameaçado de desintegração e um sentimento de vazio interior.

Estou a pensar novamente nos investimentos narcísicos. Uma imagem de si, do que se foi, do que se gostaria de ser ou do que foram as figuras idealizadas, é projectada no objeto. Modalidades diferentes, claro: o que me pergunto na clínica é qual a função de cada uma delas.

Existe toda uma gama entre o objeto narcísico e o objeto objetal. A não discriminação entre objeto fantasiado e objeto real pode dever-se ao facto de o objeto não ser percebido como uma entidade separada e compensar as falhas estruturais, ou porque não é reconhecido na sua alteridade, que é sempre traumática, mesmo que não cumpra funções protésicas. A polissemia do termo objeto (parcial, total, narcísico) reflecte a diversidade das relações com o outro. Distingue-se entre objeto-objeto e objeto narcísico (em que o outro desempenha uma função narcísica). Resgatar a relação narcísica com o outro significa opor-se a uma visão dualista em que o eu e o objeto são separados como o interior e o exterior, agarrando-se ao ideal da interiorização. Denota a persistência de uma visão pejorativa do narcisismo. Uma visão tingida de normatividade e de uma teoria ideal de desenvolvimento em direção à plena objetividade na *"normalidade"*.

Considerar a existência de uma dimensão do outro ao serviço do narcisismo permite evitar a sua estigmatização e considerá-la como um aspeto necessário de todo o eu (o que varia é o grau). O objeto como função narcísica é uma perspetiva fundamental para a clínica (para todas as clínicas e não apenas para os pacientes "narcísicos").

Freud define o narcisismo como uma retirada libidinal pela qual o ego desinveste o objeto. Apesar desta definição (ilustrada pela metáfora da ameba), ele reconhece diferentes tipos de investiduras narcísicas do outro; por exemplo, os pais em relação ao seu filho ou, em geral, o facto de o objeto atrair uma parte da libido narcísica. O narcisismo disjuntivo ou relação de objeto ignora a relação narcísica e a sua evolução. O narcisismo *transforma-se* em diversas formas de experiência na interação com o amor de objeto. A relação narcísica é um modo de investir o outro, uma terceira via entre o amor de objeto e a retirada narcísica para dentro do eu (Oppenheimer, 2001).

Como é que podemos concetualizar esta terceira via? Embora as pulsões sexuais possam ser auto-eróticas, a auto-preservação não é satisfeita de forma auto-erótica. A auto-preservação exige que se responda também às necessidades narcísicas.

Freud (1938a) passa da génese da sexualidade para a das relações do sujeito com o mundo objetal. *No início, o seio não se distingue do seu próprio corpo, e quando tem de ser divorciado do seu próprio corpo, transferido para "fora" devido à frequência com que a criança sente a sua falta, leva consigo como "objeto" uma parte da investidura narcísica original. Este primeiro objeto completa-se então com a pessoa da mãe [...] ela torna-se o primeiro sedutor". O outro da sedução implanta a sexualidade, o outro narcísico, fator de unificação, engendra investiduras narcísicas.*

A investidura narcísica do outro é relativamente silenciosa na neurose e manifesta no narcisismo patológico. Mas a função narcísica do mundo-objeto é própria de uma conceção do psiquismo como um sistema aberto em que *o ser* (registo identificatório) não dispensa o *ter* (registo objetal). A conceção trófica do narcisismo é sustentada por um mundo de objectos que não nega a função narcísica de certos objectos.

Em **2,** como disse, o problema não é a consistência do eu, mas o seu valor, o que nos leva a interessar-nos pelo investimento narcísico do eu, como os pais investiram o eu no seu devir (passado, presente e futuro), que deficiências podem existir em termos de autoestima (ideais muito exigentes, défice de investimento do ego). O eu não é apenas investido pelos outros, mas envolve também o desenvolvimento de talentos e competências[116].

É o superego da melancolia, do masoquismo ou da neurose obsessiva, mas não é o superego que Freud tenta dar conta em *"O humor"* quando fala de seu aspeto consolador. Na problemática de um depressivo, ela não consiste em dar razão ao superego como apareceria em *"Luto e melancolia"*, mas em pensar como ele foi gerado e como *"desmontar esse superego hostil"* tornando consciente o inconsciente repressivo. O inconsciente não é apenas o reprimido, mas também o repressor. Desvendar como o ego e o superego foram construídos, a partir de que história identificatória, se faz parte da tomada de consciência do inconsciente, faz parte da psicanálise.

Para compreender as depressões, é necessário estar atento à relação ego/superego, aos investimentos infantis narcísicos, aos efeitos da vida atual em termos do sentimento de autoestima. O *valor do ego* é central nesta clínica da autoestima (assim como é um tema presente em todos os pacientes).

O *"sentimento de autoestima"* é um composto constituído por três elementos. Um tem a ver com a história narcísica do eu. Outro tem a ver com as realizações que o eu cumpre de acordo com o ideal. Finalmente, um que tem a ver com os vínculos de objeto. Segundo Freud, os vínculos são mais significativos para as mulheres e as realizações para os homens. A *"Introdução ao Narcisismo"* foi

---

[116] Voltarei a falar de depressão no próximo capítulo.

publicada em 1914. Naquela Viena, era clinicamente verdade que a mulher dependia do homem para a sua autoestima e até para a sua identidade. Era-lhe proibida qualquer atividade que a afastasse do ideal de *"boa esposa e mãe"*. *"Onde a satisfação narcísica encontra impedimentos reais"*, a escolha de objeto preenche as funções narcísicas. Através da escolha narcísica, a mulher *"compensa a atrofia que a sociedade lhe impõe em matéria de escolha de objeto"*. *"Ela casará com um príncipe como recompensa tardia para a mãe"* era o desejo narcísico da filha, enquanto "ele *será um grande homem e um herói no lugar do pai"* era o desejo narcísico do rapaz. *Isto mudou, mas até que ponto?*[117]

Como é o superego da mulher ou na mulher? Como o do homem. *"O superego não vive apenas no presente"*. Coexistem várias gerações. A identidade e a diferença, o desejo e a interdição, o eu e a alteridade, as correntes pulsionais e os destinos identificatórios participam na produção subjectiva e nas suas diferenças entre os dois sexos.

O filho ou a filha são o suporte de transferências que condensam uma heterogeneidade de propostas. Que valor é atribuído nos homens e nas mulheres aos laços e às conquistas? E aqui voltamos a pensar nos tipos libidinais (Freud, 1931). Os *eróticos*, cuja principal fonte de compensação libidinal e narcísica provém dos seus investimentos de objeto. Estes são especialmente vulneráveis à perda do amor. O tipo *compulsivo, por* outro lado, depende do superego para satisfazer a sua procura. É mais tolerante com a perda do amor dos objectos do que com a transgressão dos seus valores éticos e estéticos. O *tipo narcísico* possui um narcisismo harmonioso entre as ambições, os talentos e as capacidades e o ideal do eu. A abordagem identificatória da mulher coloca-a mais no tipo erótico e a do homem no tipo compulsivo.

Tanto a psicanálise como a investigação sobre o género questionam as condições de produção sócio-histórica da subjetividade: como se configuram os mandatos sobre o que se deve ser e o que se deve ter? Pessoalmente, desconfio dos reducionismos: o biologista, o "familialista", o sociólogo e o estruturalista. *O género não pode ser pensado fora de uma cultura*, entrelaçando práticas ou discursos (hegemónicos ou não), sexualidade, ideais, valores, ideologia, poder, identidade, proibições. Desarticular a sua produção do político, do económico e do ideológico é um reducionismo: adeus, mito da interiorização, *"mito da mente isolada"* (Stolorow e Atwood), que atribui a subjetividade a um cocktail de pulsões endógenas!

---

[117] Máxima Zorreguieta é um ídolo porque encarna esse mandato: *"casarás com um príncipe"* (Freud, 1914). *Che* Guevara e Maradona encarnam o outro: "serás *um grande homem e um herói"*. Isto é válido para aqueles que partilham o imaginário social instituído. Desconsidero a minoria que não participa de certos consensos (*"opinião esclarecida"*).

As mulheres mantêm a tendência para esperar uma confirmação narcísica do seu objeto de investimento, que em muitos casos não pode ser compensada por realizações pessoais. *Estas são cicatrizes históricas na construção do género.* Reconhecê-las é o ponto de partida para um projeto de transformação não utópico. Falei de "utopia *crítica*" na Introdução deste livro, onde referi que a utopia não é apenas o voluntarismo dos anos 70, mas o poder de fantasiar, de sonhar e de investir o futuro com projectos viáveis. A psicanálise pode (e deve) contribuir com elementos teóricos e práticos que favoreçam um exercício da masculinidade e da feminilidade menos conflituoso com ideais antagónicos e colaborar na geração de condições que invoquem o reconhecimento da diferença, promovendo que ambos os géneros se encarreguem do desejo dessa diferença.

O eu é construído e, juntamente com o eu, é construído o objeto como outro. Aceitar a alteridade, esse outro de quem posso depender, de quem posso precisar, é um processo de luto que não se faz sem sequelas.

A pessoa pode sentir que a entrega ao outro gera desamparo ou enorme sofrimento, em que predominam as ansiedades de separação e intrusão. Por outro lado, podem sentir que não toleram muita distância do outro, o que é outra forma de não aceitar a alteridade. Na clínica, vemos pacientes com pouco compromisso afetivo, que, quando ultrapassam um certo limiar, se desorganizam. É um problema narcísico porque o que está em causa é a fantasia de autossuficiência e porque *não há reconhecimento do outro como outro.*

É claro que pensamos e também vemos. E mais uma vez a escolha: aberto ou fechado. Como é que pensamos as ligações com a realidade e as defesas contra a realidade? A realidade é uma instância ou trabalhamos apenas com sonâmbulos, como se não houvesse qualquer relação a decifrar entre o mundo fantasiado e o mundo real?

"Encontrar *o objeto é voltar a encontrá-lo*". Uma frase coagulada ou um instrumento de trabalho. Vamos tirá-la do *congelador*. A adolescência inaugura um movimento com uma pré-história e haverá condições fetichistas que têm a ver com a história infantil que marcará o desejo ou não por esse objeto.

"Encontrar *o objeto é encontrá-lo de novo*". Dizer que o objeto é sempre o mesmo não é levar a frase longe demais? O facto de os psicanalistas terem alguma vez considerado que o futuro está no passado faz parte de uma conceção nostálgica do desejo, onde nada é dado como perdido.

"*É necessário amar para não adoecer*". (Freud, 1914) Perante a frustração, o amor desloca-se para um objeto fantasmático, mas a satisfação não é a mesma. Mas a satisfação não é a mesma. Onde é que alguns colegas foram buscar a ideia de que "*o desejo nunca é satisfeito*"? Nunca está *totalmente* satisfeito. Um masturbador compulsivo nunca sai do seu quarto. Outra pessoa passa a vida a fazer sexo com o incentivo de confrontar o outro. O masturbador é um sábio que descobriu que cada encontro com o outro é um encontro errado? Ou alguém que tem medo de mulheres de verdade? Claro que o outro também não é um sábio. Ele faz o que pode e talvez tenha de aceitar, se procura o amor, que *"entre o objeto desejado e o objeto encontrado"* há sempre uma diferença e é isso que mantém vivo o desejo.[118]

Por esta razão, penso que **3** levanta a questão: e se nos afastarmos de uma conceção solipsista e pensarmos que o sujeito da psicanálise **não é** o sujeito do inconsciente? É um sujeito com várias instâncias: Ego, superego, ego, realidade. Um sujeito complexo. Repete-se muitas vezes ad nauseam que o objeto da psicanálise é o inconsciente recalcado, e o que diz Freud? *"A nossa ciência tem como objeto o próprio aparelho"* (1938a). Este *"aparelho"* contém as quatro instâncias mencionadas.

Gostaria também de problematizar a frase (que se tornou um lugar-comum) *"Freud só se ocupou das perturbações neuróticas"*. A partir de 1914, a obra de Freud tem como objetivo teorizar as patologias do ego e do superego. Em 14, esquizofrenia, paranoia, em 15, melancolia, em 24 masoquismo, fetichismo em 27. Quando alguém diz que para abordar o tratamento de pessoas com problemas narcísicos temos que esquecer Freud, está errado, temos que articular Freud com a psicanálise contemporânea, temos que articular a angústia de castração com angústias mais arcaicas porque o trabalho de Freud desde a *"Introdução do Narcisismo"* teve como norte dar conta tanto do ego quanto do superego a partir daqueles quadros clínicos onde o superego e o ego eram problemas. Ele partiu do pressuposto - que já mencionei - de que a normalidade mostra como articulação o que na patologia aparece como fissura, e assim para estudar o ego ele precisou pensar a esquizofrenia e a paranoia, estudar a relação superego/ego na melancolia, estudar a sexualidade nas perversões e a hipocondria em todo o tema do corpo[119].

Quando Freud escreve *"Três ensaios"*, diz que encontrar o objeto é reencontrar o objeto, quando escreve *"Leonardo"*, diz que encontrar o objeto é encontrar o eu no objeto, abre assim todo o capítulo das escolhas narcísicas, de como o ser e o ter não estão dissociados. Mas, além disso, em *"Luto e melancolia"*, não só diz que encontrar o objeto é encontrar o eu no objeto, mas também que

---

[118] *"A pulsão reprimida não cessa de aspirar à sua plena satisfação, que consistiria na repetição de uma experiência primária de satisfação; todas as formações substitutivas e reactivas, e todas as sublimações, são insuficientes para anular a sua tensão premente, e a diferença entre o prazer da satisfação encontrada e a procurada engendra o fator motor, que não se deixa agarrar a nenhuma das situações estabelecidas"* (Freud, 1920).

[119] Ver os dois capítulos anteriores.

perder o objeto é reestruturar o eu.

Se pudermos pensar que uma pessoa é o que foi mais o que está a tornar-se, quais são os seus laços, os seus sintomas, as suas sublimações, os seus lutos. Pensamos então numa causalidade recursiva onde os produtos são produtores do sistema que os produziu. É isso que Freud descobre em "*Luto e Melancolia*", que o eu está num processo de auto-organização permanente: um sistema aberto.

Os sistemas longe do equilíbrio podem gerar uma auto-organização espontânea, evoluindo para a complexidade. É aqui que se conjugam o carácter aleatório das flutuações e a necessidade das leis. Pequenas flutuações podem, se ocorrerem nas circunstâncias correctas, gerar um novo regime de funcionamento. Atlan (1986) caracteriza a auto-organização como um ótimo entre, por um lado, uma ordem rígida e inamovível, incapaz de ser modificada sem ser destruída, como a do vidro, e, por outro lado, uma renovação incessante, sem qualquer estabilidade, que evoca o caos do fumo. Este estado intermédio não é rígido e permite-lhe reagir a perturbações imprevistas através de mudanças que não equivalem a uma simples destruição da organização preexistente, mas a uma reorganização, permitindo assim o aparecimento de novas propriedades. Estas propriedades não são previsíveis e dão assim origem a uma nova organização.

Antes de entrar no **4,** algumas palavras sobre a pulsão de morte. A minha maneira de a pensar tem a ver com Piera Aulagnier e Green, bem como com Freud: "*Desejo de não-desejo*": quando o excesso de sofrimento produz o desinvestimento do que era uma função ou um objeto investido. Por exemplo: uma mulher que teve vários fracassos sentimentais e desinveste progressivamente o que pode esperar de qualquer homem. Poder-se-ia pensar que este desinteresse é defensivo face ao conflito (uma inibição), mas sabemos que qualquer excesso de sofrimento prolongado leva à abolição desta função psíquica. Se uma criança for obrigada a estudar de cor durante anos e for castigada sempre que fizer uma pergunta, essa curiosidade infantil será aniquilada. Estas desinvestigações são o efeito da pulsão de morte.

O ego está em permanente reorganização, assim como o superego e o inconsciente reprimido. Este é o problema de saber se são apenas potencialidades, inscrições, marcas novas e determinantes, porque muitos colegas pensam que só o arcaico é estruturante e o que vem depois é transitório. Não é assim em Freud e na minha clínica em que há identificações estruturantes e ligações pós-típicas. Nem tudo o que vem depois é algo que vem e vai. Castoriadis perguntava-se o que acontece aos psicanalistas que têm tanta dificuldade em aceitar a criação quando a experiência de satisfação já é criação. A psicanálise pouco teorizou sobre o criativo na vida psíquica. Quando se fala de narcisismo, não se fala apenas de psicopatologia, fala-se também de narcisismo trófico, fala-se de ideais, de ilusões, *a clínica é mais do que psicopatologia*. Quando se vê um doente numa primeira entrevista, é preciso ver, evidentemente, que sintomas, que inibições e que níveis de sofrimento existem, mas também que recursos ele tem, como pensa, que sentido de humor tem.

Em diferentes pontos de sua obra, Freud diferencia os retornos do reprimido que estão em conformidade com o ego e aqueles que se opõem ao ego. Embora tenha partido do conflito como fator estruturante da vida psíquica, existe também uma cooperação entre os sistemas: "*Uma cooperação entre um movimento pré-consciente e um movimento inconsciente, mesmo que intensamente reprimido, pode ocorrer nesta situação eventual: que o movimento inconsciente possa operar na mesma direção que uma das aspirações dominantes. A repressão é anulada neste caso, e a atividade reprimida é admitida como um reforço do que está na intenção do ego. Para este último, o inconsciente torna-se uma constelação de acordo com o ego, sem modificar de outro modo a sua repressão. O sucesso da Icc nesta cooperação é inegável; as aspirações reforçadas comportam-se, de facto, de forma diferente das aspirações normais, permitem um desempenho particularmente bem conseguido e apresentam, perante as contradições, uma resistência semelhante àquela a que se opõem, por exemplo, os sintomas obsessivos*" (1915c).

Uma questão central na teoria e na prática é saber se o novo existe ou se é apenas aparente e nós somos apenas robots compulsivos. Quanto maior a patologia, mais fechado é o sistema, como disse Freud em "*O Inconsciente*".[120] Diante de um paranoico grave posso dizer que, aconteça o que acontecer, nada lhe acontecerá e quanto mais me aproximar do normal, mais a vida, os encontros, os vínculos, os lutos, as experiências terão um papel transformador na vida dessa pessoa. O solipsismo é a herança de uma certa patologia.

---

[120] *"O conteúdo do sistema Prcc (ou Cc) provém, por um lado, da vida pulsional (através do Icc) e, por outro lado, da perceção. É duvidoso até que ponto os processos deste sistema podem exercer uma influência direta sobre o Icc; a investigação de casos patológicos mostra frequentemente no Icc um grau de autonomia e de falta de influência dificilmente credível. Um isolamento recíproco total das aspirações, uma desagregação absoluta dos dois sistemas, é em geral a caraterística da condição patológica"* (Freud, 1915c).

A depressão é a doença da época: ilustrará as transformações do indivíduo no final do século? No seu último relatório anual, a Organização Mundial de Saúde (OMS) afirma que: "*121 milhões de pessoas sofrem de depressão, 37 milhões de doença de Alzheimer, 50 milhões de epilepsia e 24 milhões de esquizofrenia [...] As perturbações depressivas, atualmente responsáveis pela quarta causa de morte e incapacidade a nível mundial, deverão ficar atrás apenas das doenças cardíacas em 2020*".

Na nossa sociedade, cada um tomará a sua própria droga psicotrópica? Poderíamos falar de efeitos inerentes à globalização e de efeitos indesejáveis. Entretanto, podemos constatar que os laços sociais se enfraqueceram e que uma dimensão se apagou: a da vida pública. Faltam pontos de referência, faltam bússolas que indiquem a latitude e a longitude do nosso barco. O rio está em turbulência. E é assim porque os rios são assim. Mas também porque nele desaguam afluentes poluídos.

Não há prática sem projeto. Qual é o nosso projeto para a psicanálise? Não se trata de voltar atrás, de recuar. Trata-se de fornecer ferramentas para as necessidades da saúde mental. Não somos historiadores, no máximo historicizamos a psicanálise. Mas historicizamos com o paciente, e somos, como qualquer cidadão, sujeitos e agentes históricos. Roudinesco, como sabemos, é uma analista, uma historiadora da psicanálise e, por vezes, não só da psicanálise. Para ela, como para muitos, entre os quais me incluo, o sofrimento psíquico manifesta-se hoje predominantemente como depressão. Diz ela: uma mistura de "*tristeza e apatia, procura de identidade e culto de si*". A depressão, uma patologia da temporalidade ('*não tenho futuro*'), da motivação ('*não tenho força*') e dos ideais ('valho *pouco*')".

A concetualização da relação de oposição entre ego, objeto e superego é essencial para o esclarecimento das depressões. Qual é o correlato clínico de uma metapsicologia do ego e do superego e que constelação concetual daria conta de uma clínica da depressão?

O eu precisa do amor do superego. As representações do eu englobam: corpo, mente, qualidades morais, competências instrumentais e relacionais. Estas representações podem ser contraditórias, variar de um domínio para outro e atualizar-se em determinadas circunstâncias. Cada sujeito utiliza recursos únicos para compensar as representações insatisfatórias. Os domínios intelectual,

---

122

relacional, de realização do ego, de representação corporal são alguns desses domínios. Qual é o grau de autonomia de cada um? Que situações reforçam ou neutralizam estas representações do eu?

Voltemos ao habitual. Concordamos com as séries complementares, mas a partir do momento em que explicitamos o seu estatuto teórico, começa a discórdia. É preciso repensar a sucessão de fases que Freud estabeleceu. Fase *auto-erótica*: a sua fixação conduziria a um eu corporal que tende a fragmentar-se (exemplo clínico: esquizofrenia). Fase *narcísica*: um eu unificado seria preservado, mas cuja unidade é possível pela localização do perseguidor que poderia desintegrá-lo (exemplo clínico: paranoia e *borderlines*). A fase narcísica corresponde também à melancolia, cuja problemática não é a consistência do ego mas o seu valor. A fase *homossexual* corresponde não só à homossexualidade mas a todos os quadros clínicos em que predomina uma certa indiscriminação eu-não-eu: investimento narcísico dos objectos. Finalmente, a fase heterossexual, ponto de fixação da neurose.

Dediquei um livro anterior ao narcisismo (Hornstein, 2002). Deparámo-nos com um quadro clínico diversificado: pessoas com incerteza sobre as fronteiras entre o eu e o objeto; vulnerabilidade às feridas narcísicas; inibições e alienação do pensamento; procura do vazio psíquico. Comentei então e reitero agora um erro muito difundido: a unificação clínica do narcisismo para quadros diferentes tanto do ponto de vista descritivo quanto de sua compreensão metapsicológica. Uma clínica do narcisismo. E um conceito, o narcisismo, que está na sua terceira fase.[122]

Considerei que alguns eixos serviriam para organizar a teoria clínica do narcisismo:
- do *sentido do eu* (borderline, paranoia e esquizofrenia);
- de *autoestima* (depressão, melancolia);
- da *indiscriminação objeto histórico-objeto real* (escolhas narcísicas, funções diversas do objeto na economia narcísica);
- de *desinvestimento narcísico* (clínica do vazio).

E assim entro no terreno da depressão. Já em "*Luto e melancolia*", muito antes da teoria da complexidade, a perda do objeto produz uma reorganização do tema.

O sentimento de autoestima está dependente de uma história (libidinal e identificatória), de conquistas, da configuração de laços, bem como de projectos

---

[122] Esta das etapas também aconteceu com "Édipo", "bissexualidade", "pulsão de morte". Primeiro é o excesso que é considerado nocivo. Depois, a sua ausência. E ainda mais do que o excesso. Por fim, estas duas posições antitéticas são qualificadas, definindo as suas relações e as condições que as determinam. Tal é a situação atual do narcisismo.

que indicam um caminho a seguir a partir do futuro[123] .

Familiarizados com a teoria da complexidade, estamos familiarizados com o instável, com o incerto, como o *rafting*. O sentimento de autoestima é instável. É flutuado por experiências gratificantes ou frustrantes nas relações com os outros, pelo sentimento de ser estimado ou rejeitado pelos outros; pela forma como o ego-ideal avalia a distância entre os objectivos e as aspirações, por um lado, e as realizações, por outro. Flutua em função das exigências do superego: quanto mais rigoroso for o superego, mais a autoestima diminui. A satisfação da pulsão direta, inibida no seu termo ou sublimada, aumenta o sentimento de autoestima. Assim como a representação de um corpo saudável e esteticamente satisfatório com os valores exigidos pelo ideal do eu. O investimento narcísico é afetado pela perda de fontes de amor, por pressões superegoicas exacerbadas, pela incapacidade de satisfazer as expectativas do ideal do ego, por doença ou por mudanças corporais indesejadas (Hornstein, 2002).

A relação entre o ego e o superego-ideal do ego permite-nos compreender a depressão. O ego-ideal é o repositório da omnipotência narcísica original e o ego torna-se narcisicamente investido na medida em que se aproxima do seu ideal.

Quanto maior for a distância entre as aspirações narcísicas e a representação do eu, mais recursos serão dedicados (e mais imperativamente) à diminuição dessa separação. Um eu empobrecido por defesas excessivas e diminuído na sua capacidade de realizar transacções satisfatórias altera o sentimento de autoestima.

O depressivo tolera mal as frustrações. O alcoolismo e as dependências são meios para as preencher, uma espécie de auto-medicação. Este preenchimento aditivo é o outro lado do vazio depressivo. Asténico[124] em busca de estímulo. Ansioso em busca de calma. Insone em busca de sono. A inibição psicomotora é a perturbação fundamental do deprimido. A dor moral é menos evidente devido ao entorpecimento afetivo: este tipo de indiferença é para o humor o que a apatia é para a ação (Ehrenberg).

Apegar-se aos outros, agarrar-se aos outros ou afastar-se dos outros pode ser quase a mesma coisa. É o sentimento de autoestima que está em causa. Pessoas "viciadas" numa pessoa, agarradas a uma pessoa, que não conseguem estar sozinhas. Ou com uma forma de estar só que não é, segundo dizem, gostar de estar só. A defesa surge da possibilidade de uma resposta não empática gerar uma

---

[123] Freud (1914) considerava-o um composto: *"Uma parte do sentimento de si é primária, o resíduo do narcisismo infantil; outra parte brota da omnipotência corroborada pela experiência (a realização do ego-ideal), e uma terceira da satisfação da libido de objeto".* A "omnipotência corroborada pela *experiência*" consiste em realizar o projeto que o ideal exige. *"Tudo o que se possui ou se alcançou, todo o resquício do sentimento primitivo de omnipotência corroborado pela experiência, contribui para aumentar o sentimento de si".*
[124] A psiquiatria tinha dividido os estados depressivos em dois grandes grupos: a dor moral e a inibição geral (astenia).

hemorragia narcísica. Nas depressões (e nos estados *borderline*) podemos ver que o self é alimentado pelo objeto. Perder o objeto é transformar o self, desvalorizá-lo, desconstruí-lo. Os encontros sustentam e transformam o eu ao preencherem (em maior ou menor grau) as funções narcísicas: vitalidade, sensação de segurança e proteção. A sua presença completa as funções e compensa os défices, neutralizando a angústia da perda do amor do superego.

Se no luto o mundo se torna pobre e vazio, na depressão (em todos os seus tipos e estados) pobre e vazio é o próprio eu. Investir narcisicamente um objeto é investir-se a si próprio através do objeto. A perda de um objeto é também um desinvestimento narcísico. O trabalho de luto nas depressões combina um problema de objeto, um problema narcísico e uma defusão instintiva. E é bem sucedido quando consegue ligar a pulsão de morte a Eros.

"A investidura libidinal dos objectos não eleva o sentimento do eu (...) aquele que está apaixonado é humilhado" (Freud, 1914). No entanto, esta *"limitação do narcisismo"* é apenas aparente. Se fosse real, deveria provocar afectos depressivos; nada disso acontece. No amor partilhado, o ego já não recebe a sombra do objeto, mas é iluminado pelo brilho do objeto. Só a falta de reciprocidade aproxima o amor do luto. O amor não correspondido reduz a autoestima, enquanto o amor recíproco a aumenta.

O vínculo narcísico caracteriza-se por não investir o objeto senão em função de uma certa indiscriminação com o sujeito, projectando questões egóicas excessivamente problemáticas, ou procurando um ideal ou uma representação nostálgica. Depor a omnipotência narcísica sob a coerção da realidade implica um trabalho que não se faz sem sofrimento. O sujeito, confrontado com o mundo, aborda-o tentando encontrar nele a sua própria imagem, de modo a salvaguardar esse estado de suposta autonomia.

Estamos a falar de ligações e, portanto, de objectos. De um espetro. Entre eles, dois aparentemente familiares: o narcísico e o objeto. Por vezes, o objeto compensa as falhas estruturais (interiorizações não consumadas). Outras vezes, é negado na sua alteridade. Negar o objeto como outro implicaria que se possui o objeto e que, portanto, não se pode perdê-lo. E é negar a relação com o objeto. E é negar a relação com o objeto. O mesmo que um psicanalista que considera a intersubjetividade como um epifenómeno.

Em certas relações narcísicas, o objeto não é contingente. A razão de viver depende dele. A sua perda reaviva o desamparo infantil. O objeto ameaça o eu. Não está à disposição do ego. Não se sabe quando estará presente e, quando está presente, não se sabe o que quer. Os seus desejos, projectos, angústias não são os do sujeito ou são-no apenas parcialmente. Há sofrimento porque o sujeito desinveste. Se o desinvestimento estivesse ao serviço da pulsão de vida, a possibilidade de investir um novo objeto seria preservada. E tratar-se-ia do luto, esse trabalho psíquico inevitável.

O sofrimento é simultaneamente uma necessidade e um risco. Uma necessidade porque é o que obriga o psiquismo a reconhecer a diferença entre realidade e fantasia. Um risco porque o psiquismo, perante um excesso de sofrimento, pode desinvestigar aquilo que o provoca (Aulagnier).

Pensar a depressão, analisar a depressão, põe à prova a nossa noção de superego. Este abriga a consciência moral, a auto-observação e o ideal do eu (Freud, 1932). Faz juízos de valor. Distingue entre o "bom" e o "mau". E não depende de nenhuma faculdade "*natural*" para o fazer, segundo Freud. É preciso postular a existência de uma sujeição aos pais. Ele ama-os e teme perder o seu amor. Esta angústia é o protótipo da angústia de perda do amor do superego. As aspirações sobre o que se deve ser e o que se deve ter (ideal do ego), assim como as instruções sobre o que não se deve fazer (consciência moral) são moldadas pelas aspirações parentais e seus substitutos.

O superego é uma "*constelação estrutural e não uma abstração*" (Freud, 1932) Freud postula um julgamento externo à criança, um julgamento ao qual a criança se submete porque vem do mesmo outro que a ajuda na sua angústia[125] A angústia desta perda de amor é o protótipo e o precursor da angústia da perda de amor do superego, porque nesta fase não é possível falar de superego. A autoridade é instrumentalizada pela concessão ou negação do amor. Sobre o pano de fundo da impotência infantil, esboça-se a omnipotência parental. A ameaça de castigo ou a promessa de recompensa implica já uma organização representativa e temporária.

Com medo de perder o seu amor, a criança incorpora os valores e as proibições dos pais. A ameaça dessa perda está sempre a pairar. Freud fala de fases. Do narcisismo e sua semelhança com o animismo. Do narcisismo projetado nos pais, em que a omnipotência é deslocada em favor do objeto (fase religiosa). E de um momento em que o indivíduo aceita as exigências da realidade, um momento difícil de alcançar e que, se for alcançado, deve ser merecido dia após dia (fase científica).

O superego é abastecido de energia por um empréstimo externo? Como é que a violência interna se articula com a violência externa? *Na formação do superego, tanto a pulsão das pulsões como a força das proibições contribuem para a formação do superego*. A crueldade do superego não se limita a uma lógica intrapulsional. Freud sublinha a tendência dos pais e educadores para serem severos e exigentes, embora admita que, por vezes, a atitude parental não parece

---

[125] *"Desta forma, será criado um tesouro de representações, engendrado pela necessidade de tornar suportável o desamparo humano"* (Freud, 1927).

corresponder à severidade do superego da criança. A agressividade é um produto da sua emergência histórica, inseparável de um cenário fantasmático e, por isso, remete para uma relação entre verdade material - verdade histórica experiencial e realidade psíquica[126] .

A necessidade de ser amado pelo superego prolonga a angústia social (real), mas difere dela. A história identificatória fornece ao superego uma dinâmica centrífuga. Um trabalho de simbolização despersonaliza o superego, afastando-o dos objectos parentais. O superego é transubjectivo e transgeracional. Ele inscreve no psiquismo as vicissitudes da alteridade.

O superego é a interiorização dos desejos e tabus edípicos, dos anseios e das proibições. A história do superego consiste numa tomada de controlo do "mundo exterior" e, em particular, das proibições da cultura no seu conjunto.

O facto de uma identificação contribuir para a formação do ego ou para a formação do superego depende dos atributos do progenitor introjectado em que a criança está interessada nesse momento e da situação emocional que está a atravessar. Se, nesse momento, o seu interesse se centra em funções pertencentes à esfera intelectual e motora, o introjectado é incorporado no self. Se se trata de atributos éticos, é incorporado no superego (Laplanche).

Tentemos reconstruir a passagem do ego ideal ao ideal do ego. A criança, percebendo o seu desamparo, perde a ilusão de uma fusão completa com a mãe. E ao reconhecer assim as fronteiras entre o eu e o não-eu, não pode negar a sua dependência de fontes externas de cuidados. A ilusão de autossuficiência dá lugar a um sentimento de inferioridade. A negação do objeto, caraterística do eu ideal, é substituída pelo reconhecimento do objeto, a sua sobrevalorização e subsequente identificação. O eu ideal é o substituto da perfeição narcísica primária, mas a perfeição já se separou do eu com uma rutura inevitável. O eu ideal permanece latente e emerge no nascimento de um filho, no enamoramento, na sujeição a um chefe e em múltiplas situações de plena satisfação narcísica.

O ideal do eu, que começou por responder ao desejo materno, avança na sua construção identificatória. Esta construção é possível porque as relações de objeto resignificadas produziram identificações com outros significativos que substituíram as figuras parentais, porque as propostas do discurso social se tornaram enunciados identificatórios e o desejo dos outros. Em outras palavras, o sujeito agiu como o que é, um sistema aberto.

---

[126] *"A oposição entre um superego pré-edipiano ("kleiniano") e um superego edipiano legislador só nos pode satisfazer como índice de dificuldade. O próprio Freud pronuncia as formulações mais opostas, que ora fazem do superego o representante da realidade, ora uma instância que retira toda a sua força das pulsões. O primado do outro adulto na génese do mundo pulsional da criança deveria, pelo menos, permitir-nos considerar de forma diferente a questão exógeno-endógeno"* (Laplanche, 1999).

Os projectos são investidos de um ideal. Mas esta esperança de futuro só se mantém se forem recordadas certas realizações do passado. Não haveria investidura do tempo futuro se o eu não pudesse recordar as imagens em que representa o que foi e realizou.

O ideal do eu funciona. Implica um projeto, um desvio, uma temporalidade. As frustrações e as gratificações doseadas, "óptimas", levam a criança a renunciar a certas satisfações para alcançar outras. O ideal do eu articula o narcisismo e a objetividade, o princípio do prazer e da realidade. Quando o ideal é estabelecido, o prazer é mais do que uma simples redução de tensão. A partir de 1914 Freud estabelece o valor como uma dimensão a ser considerada em todas as produções psíquicas.

A criança experimenta uma deceção progressiva em relação ao objeto idealizado e retira dele o investimento narcísico.[127] Se isso não for consumado, produz-se a compulsão à idealização ("sujeitos famintos de ideal"). O ego abre um primeiro acesso ao futuro porque foi capaz de aceitar uma diferença entre ele próprio, tal como é representado, e ele próprio, tal como se tornará. O ego não é o ideal mas tem de o ser; o ideal investe o que está em potência no ego atual.

Em todas as depressões existe uma dificuldade em manter a autoestima, necessitando de contínuos fornecimentos ou ofertas externas de auto-realização ao superego, com sentimentos de inferioridade mais ou menos constantes. Em algumas modalidades depressivas, sobressaem a omnipotência, a grandiosidade ou a denegrição do objeto. O que é a denegrição senão uma crítica destrutiva,[128] , sem deixar ninguém às escuras?

<u>As depressões questionam o futuro: qual é o grau de incerteza que se pode tolerar para investir um devir? Questionam também as realizações, os valores, a intersubjetividade e a história da narcisização (tanto do ego como do ideal). E também a crueldade de certos superegos.</u>

---

[127] Kohut fala de uma *"internalização transmutante"*.

[128] Na crítica construtiva, pelo contrário, o questionamento não é maciço e predominam as componentes cognitivas a favor de uma autoestima mais elevada e não de um questionamento global do eu. É por isso que é importante distinguir entre sinal narcísico e angústia traumática (Hornstein, 2002).

CAPÍTULO 8 ORGANIZAÇÕES BORDERLINE: AS FRONTEIRAS TÉNUES DO EU

Os estados-limite são uma referência central na psicopatologia. Eles questionam a nosografia "clássica", transformam as referências clínicas e exigem uma reformulação da pertinência da metapsicologia decorrente da neurose e da técnica dela derivada. *As organizações borderline* apresentam uma *especificidade clínica* relativamente estável entre a neurose e a psicose.

Na última parte de sua obra, Freud indicou mecanismos que afetam a unidade do ego (fissuras, rachaduras), elementos indispensáveis para a construção de uma teoria do funcionamento psíquico dos estados-limite. A história identificatória forma um ego com uma capacidade vincular que permite pensar o objeto ausente fora dele. A constituição do *pré-consciente* exige que se tenha estabelecido a fronteira interna que permite admitir certas representações do inconsciente, evitar outras e proceder a movimentos de um lado e de outro dessa fronteira interna. Parafraseando P. Aulagnier, direi que só a história da identificação torna a problemática *da fronteira* inteligível.

Graças ao narcisismo trófico, o ego mantém a coesão e a estabilidade e o seu amor por si próprio. A identificação, constitutiva do ego e do superego, é uma extensão do narcisismo (Freud, 1923). Os estados *borderline* têm dificuldades na investidura da sua atividade psíquica. A incapacidade de estar só leva à dependência adictiva, à impulsividade e às passagens ao ato. Eles precisam da função protética do outro.

<u>A neurose, a psicose e a perversão são categorias psicopatológicas anteriores a Freud, mesmo que ele desloque o seu sentido e repense a sua articulação. Por outro lado, os estados-limite são um acontecimento interno à história da clínica analítica, e alguns autores pensam mesmo (André) que este acontecimento implica uma mudança de paradigma.</u>

E o que são paradigmas? São princípios fundamentais que controlam e regem, muitas vezes de forma furtiva, o conhecimento científico, organizando-o desta ou daquela maneira. Um conhecimento que já não nos aparece como a pura transparência das leis da natureza. Não há uma cientificidade, mas muitas, sucessivas ou simultâneas, e não há nenhuma que não seja uma construção, uma tecelagem de teorias, ideias e paradigmas. Vejamos a mais simples: a observação. Parece objetiva, neutra, inocente, mas está, no entanto, dependente dos instrumentos e do olhar de uma sociedade e de uma época.

Tentarei ilustrar a mudança paradoxal introduzida pela questão *borderline*. Direi, antes de mais, que a psicanálise aponta de forma inaugural para o recalcado;

mas é *o eu* que retém a atenção dos *estados borderline*[129]. O narcisismo é, de facto, introduzido de forma dinâmica, isto é, através da psicopatologia. *Leonardo* mostra a sua dinâmica na perversão e *Schreber* na psicose. Porquê de facto e não de jure? Porque é introduzido fora do campo da psiconeurose, é portanto inanalisável?

Os sintomas são, evidentemente, diferentes. Referem-se a problemas do ego e das relações de objeto. O sujeito esforça-se por manter uma relação com o objeto. Tem de fazer malabarismos psíquicos para evitar o risco de destruição recíproca. A pulsão irrompe desencadeando ansiedades contra a intrusão de um objeto. Em teoria, a noção de identidade tem má reputação. E aqui está um indivíduo que luta para preservar uma identidade precária. De que teoria devemos oferecer-lhe ajuda (ou será que ainda é proibido dizer "ajuda"?).

A autonomia do pensamento deve ser mantida a todo o custo, a fim de assegurar a continuidade da representação do eu e lutar contra as irrupções do objeto. A procura da identidade é uma luta feroz ameaçada pelo outro. A fronteira entre o interno e o externo deve ser reafirmada perante a incerteza. Predomina o drama da sobrevivência, que é a possibilidade de o sujeito manter a sua identidade e o seu sentimento de estabilidade narcísica, mesmo que os níveis de autoestima sejam afectados pelos acontecimentos. Perante os desejos e as frustrações inerentes a toda a vida adulta, o essencial é preservar o sentimento de identidade a todo o custo. O conflito já não é sobre "*o direito de amar e de trabalhar*", mas sobre "*o direito de existir*". "*Depois de se ter dedicado à angústia de castração e à natureza da organização edípica, Freud (1937) pensava que a nossa anatomia era o nosso maior drama, o "rochedo" inultrapassável. É possível que hoje tenhamos encontrado um outro rochedo, o rochedo da alteridade, que dá origem a angústias narcísicas ou psicóticas de aniquilamento. A angústia de aniquilação pode ser concebida como uma forma prototípica de ansiedade de castração, ligada à descoberta essencialmente traumática da nossa dependência e submissão à existência e aos desejos dos outros*" (Mc.Dougall, 1998).

O papel decisivo do ambiente inicial aparece como uma constante do registo *borderline. Se o narcisismo ocupa o primeiro plano, fá-lo menos como amor do que como dor de si.* Este défice de narcisismo trófico testemunha os limites não

---

[129] *"Em França, entre 1953 e 1970, durante o período da hegemonia lacaniana, era proibido interessar-se pelo ego. O simples facto de se interessar por ele fazia com que se sofresse a censura de "ego-psicólogo", o que é uma pura invenção para fins difamatórios, porque em França nunca houve um único defensor da ego-psicologia, nem um único. Esta atitude, por outro lado, paralisou os estudos do ego. Mas havia muitos nos Estados Unidos. Quando lemos a elaboração das teorias Hartmannianas da ego-psicologia, ficámos um pouco desconsolados porque tudo isto não corresponde à ideia que temos da psicanálise e da obra de Freud. Se não tivesse havido a proibição de reflectir sobre o ego e se a França não tivesse seguido como uma só a máxima de Lacan de que o ego era o produto das identificações especulares do sujeito - o que é, mas não só - e se, finalmente, tivéssemos tido a coragem de abordar a sua análise de uma forma diferente, bem, é provável que não tivéssemos sofrido o atraso que acumulámos e que, além disso, acabou por nos afetar com os casos-limite" (Green, 1999).*

consolidados da fronteira externa-interna. Como a performance predomina sobre a representação, há dificuldades em cumprir a regra fundamental, situação também ligada à diminuição da capacidade de elaboração simbólica, condições que tornam o trabalho interpretativo mais árduo.

Na neurose, uma lógica de esperança está em ação. Para além dos obstáculos que a realidade externa coloca no caminho do desejo, existe um sistema no qual esses desejos encontrarão alguma forma de satisfação. Nos estados *limítrofes*, a esperança não é garantida; e em vez do princípio do prazer, existe uma compulsão para repetir experiências dolorosas (Green, 1990a).

O vazio do eu é mais consistente do que as suas realizações. Na sua ausência, os objectos não poderiam construir os objectos transicionais, que são e não são o peito. O seu lugar, que deveria ter sido ocupado pela linguagem, pela simbolização, pela criatividade, será invadido por somatizações, performances ou depressões vazias. Nos objectos primordiais, prevalecia o desamparo ou o desprazer em relação ao bebé (Kristeva, 1996).

Uma Clínica Proteiforme

A clínica *borderline* requer a consideração do narcisismo e da mãe. "A mãe" designa um conjunto psíquico no qual se fundem a sexualidade materna e as primeiras relações que se tecem entre o bebé e o "ambiente". Na patologia *borderline*, as fronteiras entre o narcisismo e a mãe foram rompidas, e assim a fragilidade de um desafia as incertezas do outro (André).

A tonalidade depressiva, as soluções aditivas e somáticas, a clivagem mais do que a repressão, o acting out mais do que a fantasia, o ataque ao pensamento mais do que os pensamentos evitados coexistem. Trata-se então de fazer mais do que dizer que os estados borderline não podem ser assimilados nem à neurose nem à psicose. É preciso escutar a clínica e pensar sobre ela. É preciso circunscrever clínica e teoricamente sua especificidade, que desafia definições simples. Perante fronteiras incertas, cada autor é assim ainda mais tentado a marcar o território "descobrindo" um novo mecanismo de defesa (mesmo se a identificação projectiva e a clivagem dominam os debates) ou uma nova falha nas funções do ego.

Aliás, como *borderline* ou "limite" esta patologia foi bem rotulada, é uma patologia de fronteiras incertas, as do interior e do exterior (uma cena psíquica interior desarmada pela realidade). A fragilidade da repressão gera uma porosidade notável entre o inconsciente e o pré-consciente. Se as fronteiras entre o outro e o sujeito fossem um pouco mais ténues, já estaríamos na psicose. A isto junta-se a projeção como defesa privilegiada e as suas consequências mutilantes.

Esta dificuldade de representação unificada do eu conduz à impulsividade, à tendência para a ação, à instabilidade das relações com os outros e à incapacidade de estar só, a sintomas psicóticos episódicos, à prevalência de comportamentos autodestrutivos e heterodestrutivos, a sentimentos de vazio, a fúrias discordantes, a fantasias persecutórias e a dissociações. Abundam as dependências, a bulimia, a toxicodependência e as tentativas de suicídio.

Todos nós estamos à custa do luto pela perda ou afastamento de entes queridos. Se estes duelos forem bem processados, as representações dos objectos não são demolidas ou atordoadas, mas atingem uma certa estabilidade no psiquismo. A falta de um objeto implica o seu desaparecimento no espaço psíquico, uma vez que a não simbolização da ausência impede a construção fantasmática que permite o trabalho de luto. As moções pulsionais estão mal fundidas, pelo que surgem manifestações mortíferas associadas a relações de objeto sobre-investidas para neutralizar a inconsistência dos objectos internos. Estes são atacados como reação ao carácter excitante dos objectos externos, que ameaçam o sentido do eu. Perante estes efeitos desestabilizadores, é criado um ciclo recursivo: os ataques agressivos e destrutivos tornam os objectos frágeis e, consequentemente, menos semelhantes a um contentor. As relações são irrigadas pela insatisfação, que gera o ódio.

Estas pessoas sofrem de defeitos estruturais e/ou ocasionais. Estruturais: prevalece uma falha na síntese das identificações, falha que, consoante a sua intensidade ou extensão, pode afetar toda a sintomatologia. Ocasionais, devidas a lutos, traumas actuais, doenças orgânicas, que abalam momentaneamente o psiquismo. As disfunções do ego referem-se a falhas do objeto. O trauma tornou-se menos sexual e mais global. É como se não houvesse resposta. Um trauma sem resposta.

Vejamos a ligação entre as dificuldades da atividade de representação, as particularidades dos processos de pensamento e certas modalidades de processamento dos afectos. *A representação não é mais um dado, mas o resultado de um trabalho.* Na clínica *borderline*, o que domina é a descarga e a repetição do traumático (em vez da elaboração psíquica), a tendência *para agir e a desorganização do ego.* A ausência e a perda constituem as condições fundadoras não só da atividade representacional, mas também da qualificação dos afectos associados às representações. Os traços afectivos preservam a memória do outro no psiquismo. Com base no vivido, estabelecem-se ligações entre o afeto e a representação do objeto. A presença do outro interiorizado apazigua os sentimentos de impotência. Este objetivo torna-se uma prioridade nas organizações *borderline*.

A distância, a indiferença e a estranheza defendem-se contra o outro e a realidade, ou seja, contra aquilo que, vindo do outro e da realidade, é vivido como uma afronta. Investir o objeto é expor-se a reavivar as angústias de separação. *Dependência do outro ou defesa contra essa dependência.* Se se procura a fusão, é porque, sozinho, tem medo de perder o sentido de si. A alteridade é intolerável. Tal como um excesso de presença é intrusão, um excesso de ausência é perda. Os outros, pelo contrário, defendem-se do perigo da fusão. Preservam a sua distância com medo de perder os seus próprios limites e o seu sentido de identidade. Tendem para a autossuficiência, negando qualquer dependência. Estabelecem apenas ligações transitórias ou, se estas duram, desinvestem-nas libidinalmente (Green, 1997).

Falámos de porosidade de fronteira. Vamos agora falar de dois registos. Num deles, os diques entre o interior e o exterior são reforçados para neutralizar a vulnerabilidade às excitações externas. No outro, a labilidade das fronteiras gera projecções maciças de movimentos motores.

O ego, para não sofrer, empobrece suas relações e se isola do objeto e do sofrimento que ele causa. Quando o desinvestimento está a serviço de Eros, a possibilidade de novos vínculos é preservada.

Não percamos de vista as pessoas. E se ouvir é o nosso objetivo, não deixemos de as ouvir. As organizações *de fronteira* são pessoas que desejam e, ao mesmo tempo, temem a fusão. São dominadas por defesas primitivas: cisão, negação, idealização, identificação projectiva.

A indefinição dos limites do eu gera ansiedades difusas, depressões vazias. Vazio psíquico. Têm dificuldades, não conseguem reconhecer os desejos e os sentimentos dos outros. Gostariam de não depender de ninguém, de não estar ligados a nada. A angústia de separação refere-se ao desamparo psíquico, a sua base é uma perturbação económica. Não provém do perigo libidinal, mas da ameaça de irrupção de quantidades. A ansiedade de sinalização, por outro lado, pressupõe um eu coeso.

Os borderlines são, portanto, caracterizados por sintomas de fraqueza do ego, predominância do processo primário e operações defensivas específicas. A predominância da identificação projectiva e da cisão enfraquece a diferenciação entre o eu e os objectos externos.

Seria fácil, seria simples, seria reducionista, substituir uma problemática centrada na angústia de castração por outra centrada nas angústias que exprimem uma labilidade das fronteiras entre o ego e o objeto (angústias de separação, de intrusão, de fragmentação). Esta última problemática tem sido desenvolvida nos últimos anos. Mas também nos últimos anos, surgiu uma integração das duas questões[130]. As organizações *borderline* são vulneráveis tanto à invasão como à perda de objectos. Sofrem o risco de fragmentação, de desvalorização do eu e de perda de vitalidade. As descrições clínicas não só nos convidam a pensar, mas

---

[130] Ver Hornstein (2002).

exigem que pensemos: labilidade egóica, indiscriminação de objectos, agressividade excessiva, défice de coesão, dificuldades de investimento ou vulnerabilidade aos objectos investidos?

As defesas organizam-se em dois níveis, dominados pela repressão e pela angústia de castração ou pela cisão e projeção (estratégias defensivas que tendem a excluir o espaço psíquico interno): defesas por expulsão no ato e na sua repetição (adições), no corpo (hipocondria e somatização) e no outro (identificações projectivas). Diferenciam-se dos psicóticos porque, embora possam passar por momentos de confusão ou ter ideias de perseguição, não estruturam um delírio claro.

O Eu e o Pensamento em Pinturas Borderline

Separada das vicissitudes das relações com os objectos externos e internos, separada da história das pulsões libidinais e agressivas, a que se reduz a história do ego? Esta história libidinal e identificatória permite a constituição de um ego investido de capacidades vinculares, assim como permite a representação do objeto ausente fora dele. Um tal ego pode substituir a descontinuidade por uma continuidade que torna possível o atraso.

As pessoas *borderline* são afectadas por processos de pensamento (situados entre o interior e o exterior e, por assim dizer, entre instâncias psíquicas). Falta-lhes uma experiência integrada ao longo do tempo e nas diferentes interacções com os objectos. O pensamento não só explora o mundo exterior, mas requer um sistema de representações inconscientes e a sua comunicação, através do pré-consciente, com a consciência. Embora a representação seja necessária para o pensamento, não é uma condição suficiente.

Freud (1930) escreve: "*O bebé ainda não separa o seu ego de um mundo externo. [...] Originalmente, o ego contém tudo; mais tarde, ele separa um mundo externo de si mesmo*". Processo gradual em que se diferencia um mundo interior e um mundo exterior. Nas regressões de certa intensidade e mesmo quando a demarcação das fronteiras parecia consolidada, a antiga indiferenciação narcísica, aparentemente superada, tende a restabelecer-se como consequência da identificação projectiva. Então as fronteiras esbatem-se, começam a desaparecer, como se vê no "*sentimento oceânico*" e na "*síndrome de difusão da identidade*" da organização *borderline* (Kernberg).

A economia narcísica e a economia de objeto oscilam incessantemente. (A luta para preservar o sentido do eu não é exclusiva das organizações *borderline*, o que é exclusivo destas organizações é a intensidade desta luta).

O ego cria a sua unidade e o seu limite numa atividade fantasmática de simbolização. Surge como um efeito. Nasce na passagem de um estado de passividade e de dependência para um estado de atividade e de independência, e pode progressivamente representar-se como separado e diferenciado do mundo.

É o que se diz sempre: o "eu" não é sempre, o "eu" torna-se. Mas para que isso aconteça, o bebé precisa que a mãe seja um escudo protetor contra os estímulos externos, mesmo dos estímulos externos que ela é para ele. Uma mãe que seja capaz de descodificar as comunicações do seu filho com ela e de compreender as suas necessidades recorrentes de estimulação e de silêncio. Se a sobre-estimulação e a subestimulação não forem evitadas, pode ocorrer na criança uma indistinção entre a representação do eu e a representação do outro, criando assim uma representação corporal arcaica onde os contornos do corpo, a investidura de zonas erógenas e a separação entre o corpo da mãe e o corpo da criança permanecem confusos (McDougall, 1998).

"O ego é, antes de mais, um corpo-essência; não é apenas uma superfície-essência, mas ele próprio a projeção de uma superfície" (Freud, 1923). Importância do olhar e do espelho bidirecional. O bebé mama e contempla o olhar da mãe, ele vê-se a si próprio e àquela que o olha. Neste encontro, *"um novo ato psíquico"* (Freud, 1914) constitui o ego; uma história identificatória que fornece à organização psíquica infantil os materiais para a construção do seu mundo de objectos subjectivos. As expressões visíveis do corpo da criança são para a mãe indicadores de movimentos psíquicos que a criança ignora, tal como ignora a existência de um espaço de realidade exterior à criança. Espaços e afectos que serão perceptíveis para o bebé a partir das respostas que a mãe propõe. O encontro entre dois espaços heterogéneos (mãe e filho) inaugura a atividade de representação no recém-nascido. O bebé exprime os seus sentimentos no corpo. A mãe descodifica-o, interpreta-o, traduz estes sinais visíveis do corpo e, a partir da sua própria história, introduz a repressão pela qual é atravessado, empresta-lhe palavras e afectos que traçam as inscrições fundadoras da estrutura psíquica (Rother de Hornstein, 2002).

O olhar materno é constitutivo do eu. O devir do eu tem um carácter de exterioridade em relação ao eu materno que o enuncia. O processo identificatório tem uma determinação simbólica presente na subjetividade dos pais. Se, por esta ou aquela razão, o olhar materno tiver sido velado; se, desde as suas primeiras trocas, o bebé apenas tiver apreendido uma representação lábil de si mesmo, terá um sentimento igualmente mutável da sua integridade narcísica. Para se tornar, o eu deve separar-se do eu do outro primordial, atribuir essa não-identidade a si próprio. Através deste índice de exterioridade, a realidade apresenta-se ao ego como um espaço exterior que não pode ser reduzido ao seu próprio espaço.

O amor materno, para além de favorecer a emergência da vida pulsional, tem de lhe proporcionar um lugar para ficar, um lugar com limites. Para que esta contenção seja possível, é *preciso que* um *"eu se torne"*. Como a maturação não é suficiente, é necessária a tarefa de vincular o outro primordial, cuidando e, ao mesmo tempo, propiciando a identificação. O paradoxo materno é que ela está ao serviço do seu bebé (da sua auto-preservação) mas só o pode fazer "semeando" a sexualidade nele. Uma sexualidade com os seus próprios contratempos. Pode ser reprimida, sublimada, mas sobretudo esta *"procura de trabalho"* proveniente de um corpo erógeno e erogenizado é o motor do progresso psíquico.

A criança tem de gerir os estímulos criando representações simbólicas que organizam e purificam este mundo cheio de excitações. Provisoriamente, a mãe cumpre essa função. Se, devido à sua própria angústia, ela não puder ser um escudo protetor, haverá fragilidade na organização psíquica. Se ela tiver pressa em cobrir, se não graduar os prazos, instala-se a omnipotência simbiótica. E se o prazo for demasiado longo, instala-se o desespero. Quando a *"capacidade de estar* só" é alcançada[131] a solidão não é defensiva, mas a capacidade de se isolar na presença da mãe. Sem essa capacidade, outros destinos se abrem. A *invasão do outro*, ilustrada pelos estados de fusão, e a sua *dependência absoluta* do objeto. A *passivização, por* outro lado, implica a confiança no objeto. A garantia de que este não abusará do poder que lhe é conferido. Tolerar uma certa fusão é tão necessário como a necessidade de existir no estado separado. Esta *"capacidade de estar só"* permite compreender as ligações entre a coesão do eu e as relações de objeto. A interiorização das inter-relações do eu permite ao sujeito estar só sem se sentir isolado. Fisicamente só, mas não psiquicamente abandonado. A interação entre momentos fusionais e separação é essencial e dela depende que a presença do outro primordial seja estruturante e não desorganizadora[132] .

Os fenómenos de transição (Winnicott) são transitórios em vários sentidos. Porque ocorrem numa fase de transição. A criança sabe que o seu ursinho de peluche não é a sua mãe, mas ao conferir a certos objectos a capacidade de a apaziguar, ela explora o mundo exterior. Pois este processo que começou com os objectos de transição transforma-se em interesses e valores culturais. Estes reflectem uma realidade interna e externa. Embora sejam singulares, ao serem

---

[131] A *"capacidade de estar só"* depende do ambiente. A mãe reflecte o que vê e a criança, vendo-se nesse olhar, sente-se amada e reconhecida. Winnicott distingue entre a mãe excitante e a mãe que assegura as funções de *holding, handling e espelho.*

[132] Não estamos a falar em termos vagos, mas em termos relativos, no mesmo sentido em que Winnicott utilizou o advérbio "suficientemente". A relatividade é hoje melhor expressa graças à teoria da complexidade.

validados consensualmente, estabelecem ligações com a realidade.

Uma mãe "*não suficientemente boa*" falha na sua tarefa de contenção e as possibilidades de elaboração da criança são esmagadas. Green aponta como conceitos ordenadores a problemática dos limites do eu-não-eu, a depressão primária (um desinvestimento que gera o alvo do pensamento) e a cisão em relação ao exterior e ao corpo. Sublinha o retorno da cisão e do desempoderamento, a angústia da separação-intrusão e a angústia do abandono.

No *borderline* a realidade externa substitui uma história identificatória que levou ao vazio do espaço interno. Para que esse sujeito possa aceitar, mesmo que precariamente, o processo secundário, seu ego tem que recorrer a certas "alterações" (Freud, 1937). Prevalece um ego frágil, "*esmagado*" pelas outras instâncias. Labilidade do ego e angústia maciça. Polimorfismo sintomático e incoerência das relações de objeto. O ego que não está a conseguir cumprir a sua função de elaboração do conflito. Existem indicadores clínicos: a incidência de processos primários no pensamento, bem como a utilização de mecanismos primitivos de defesa (cisão, idealização primitiva, identificação projectiva, negação e omnipotência). E neles, a possibilidade da nossa teorização.

De que se trata? *Topicamente*, a heterogeneidade dos laços psíquicos. *Dinamicamente*, o fracasso da repressão a favor dos mecanismos de negação e de cisão. Economicamente, *a* fraqueza do trabalho de elaboração e de simbolização e o risco de transbordamento traumático, a perda do sentimento de identidade e do sentimento de continuidade.

<u>Nas fronteiras prevalece um estado de alerta. Tanto as pulsões como a alteridade desencadeiam ansiedades narcísicas no ego. A luta para manter a identidade, defendendo o território do eu, é uma prioridade para que as fronteiras entre o interior e o exterior não se esbatam. O doente fica duplamente encurralado. *A autonomia torna-se uma solidão devastadora. A aproximação com o outro parece confinar com uma fusão mortal.*</u>

No narcisismo *expansivo*, certos laços (estáveis ou compulsivamente substituíveis) compensam a fragilidade do sentido do eu. No narcisismo retraído, a defesa é contra o perigo de fusão-confusão; a distância do objeto e a negação de toda a dependência predominam. As organizações *borderline* retraídas aspiram à autonomia. Desprezam-se por serem dependentes, por se sentirem aprisionados pelos seus desejos, e quando renunciam à satisfação pulsional, o orgulho narcísico oferece-lhes uma compensação.

Não é que haja "retraídos" e "expansivos". O mesmo analisando pode passar por estados diferentes em alturas diferentes. A necessidade de criar substitutos simbólicos compensa as falhas nas fontes primitivas de proteção. Combatem a angústia da separação-intrusão criando uma série contínua de relações de objeto narcísicas. Defendem-se contra o indício de uma resposta não empática que possa gerar uma hemorragia narcísica. Vistas de perto, estas defesas situam-se em relação às ligações.

A base narcísica permite que o sujeito invista uma cena fantasmática com predominância erótica, permitindo-lhe uma certa autonomia em relação ao objeto. Na neurose, o objeto permanece estável, uma vez que, apesar de certas frustrações, continua a ter uma retirada para a realidade psíquica (introversão). No *borderline, pelo contrário*, o objeto interno oscila, pelo que o sujeito é muito dependente do externo para preservar a vida psíquica e as suas simbolizações.

Freud construiu os seus temas com base na observação clínica e na experiência terapêutica. Com as minhas possibilidades, tento incluir as organizações *borderline* num tema, quer numa extensão das freudianas, quer numa nova, mas certamente nas pegadas de Freud. E de outros autores. Muitos concordam em pensar que o trabalho do pré-consciente, eficaz na neurose, revela-se fraco nos *borderlines*. Já dissemos algo sobre os porquês: invasões entre sistemas, porosidade entre fronteiras internas e externas. A precariedade da contenção do pré-consciente dificulta o processamento das quantidades e é então necessário recorrer a canais de descarga que processem o transbordamento.

O corpo é investido como a origem do prazer, o produto do corpo a corpo com o outro e com o discurso do outro sobre esse corpo (o corpo falado). Este corpo-prazer é a primeira posse, a primeira coisa investida pelo ego. *O prazer erógeno é a condição do prazer narcísico.* E o corpo-sofrimento? Também deve estar relacionado com ele. O ego só considera como existente aquilo que está ligado à representação-palavra, mas também encontra aquilo que não está ligado, sofre os seus efeitos. É a linguagem que permite ao "eu" conhecer as forças que actuam no seu espaço. Mas o eu só procura o conhecimento se receber, ao procurá-lo, um prémio de prazer. Investir o presente exige a construção-reconstrução do passado. O "eu" deve ancorar-se num número mínimo de referentes cuja permanência esteja garantida e para que as modificações não ponham em perigo essa parte permanente que dará coerência e sentido à sua história (Aulagnier).

Depois dos encontros e desta interação com os outros e com a realidade, depois de receber e processar a informação que os outros e a realidade lhe enviam, o ego já não pode acreditar numa representação única de si próprio. O processo identificatório implica uma renúncia aos objectos que, nos seus primeiros anos, foram os suportes, ao mesmo tempo, do objeto e da libido narcísica. As representações do ego baseiam-se na sua própria imagem, mas também nas representações fornecidas pelos outros. No seu trabalho de metabolização, ele seleccionará, no melhor dos casos, aquelas que lhe permitem prosseguir e consolidar a sua construção identificatória, articulando o ser e o devir.

O "eu" que substitui o tempo passado por uma narrativa (condição necessária para investir o futuro) inaugura um tempo historicizado. Os encontros implicam novas relações entre suportes narcísicos e objectos, a escolha de novos objectos, o luto pelos outros. A subjetividade é feita de compromissos entre o que permanece e o que muda. Compromissos e recomposições, que os vários encontros exigem. As imagens que o outro "devolve" sobre quem sou contribuem para tornar a interrogação menos angustiante. A dúvida, sempre presente, é dolorosa, mas as certezas podem congelar a mobilidade da identificação.

Nas fases iniciais, a mãe formula os enunciados identificatórios relativos ao seu futuro. O "eu" é um eco do discurso da mãe. Mas esta ação "antecipatória" é cada vez mais interiorizada e a criança produz os seus próprios enunciados identificatórios. É a trajetória identificatória. Existe um "eu" se houver uma separação entre ele e o "eu" do outro. Através deste índice de exterioridade, a realidade exterior apresenta-se ao ego como um espaço estranho e também como um espaço que contém os objectos dos quais ele espera apoderar-se, para os converter em seus bens. O eu reconhecerá uma separação entre o ser e o ter; entre o que gostaria de se tornar e o que gostaria de possuir, entre a trajetória identificatória e as escolhas de objeto.

Para a criança, o reconhecimento de uma separação entre o seu corpo e o da mãe, o reconhecimento da dualidade que constitui o casal parental, precede o reconhecimento de uma diferença temporal que se inscreve no eu.

O edifício identificatório é heterogéneo e exige o nosso tato clínico e a nossa subtileza teórica. As primeiras identificações *(identificação simbólica)* garantem ao sujeito os seus pontos de certeza[133]. A estas se juntarão, melhor ou pior montadas, as *"peças aplicadas"*, fornecidas pelos destinatários de suas demandas. Este carácter misto do ego explica, no registo da identificação, a conflitualidade radical da vida psíquica. Haverá riscos de fragmentação, de fissura. E são esses riscos que ilustram os estados-limite. Haverá certos pontos de certeza. O que fica fora desses pontos será objeto de incerteza quanto ao *"quem sou eu"*. (Aulagnier, 1984b)

Na nossa investigação, estou a recorrer à noção de *violência primária*. Algo é imposto à criança (uma escolha, um pensamento, uma ação) que não é seu, que é o desejo de quem o impõe. Esta imposição é violenta, é uma violência. E pode tornar-se excessiva. Pode mesmo privar a criança de todo o pensamento autónomo e levá-la ao *"desejo de não mudar"*. Mas, na maior parte das vezes, a mãe renuncia para sempre ao monopólio de doadora da vida e dispensadora do prazer (Hornstein,

---

2003).

A noção de *violência secundária* de Piera Aulagnier também é útil aqui: o desejo de ser o único objeto de amor, de impor os seus pensamentos, de atacar a alteridade. Colocamos a questão de outra forma. Existe uma violência secundária se surgir na mãe um desejo de que "*nada mude*". Não há violência secundária se a voz materna for uma ponte entre dois espaços psíquicos e, como porta-voz que é, comentar todas as manifestações da criança, mas também uma ordem externa a cujas leis e exigências o seu discurso está sujeito.

A criança nasce no meio de outros significativos. Deles recebe múltiplos enunciados e imagens que se tornam identificações. No campo dos desejos e dos discursos parentais, haverá traços de ego narcísicos, rejeitados e indiferentes.

O ego é auto-organização, o que supõe um trabalho de luto, de elaboração de representações identificatórias. Se pensarmos no psiquismo como um sistema com capacidade auto-organizativa, quais são as relações existentes entre luto, investimento e identificações, e de que forma a perda de um objeto se transmuta em organização?

O sujeito constitui-se e transforma-se através de processos de identificação, que mudam de qualidade e de efeitos à medida que o eu se complexifica. A identidade é construída ao longo da vida, sustentada por uma matriz básica de identificações. Esta matriz actua como suporte e resistência ao impacto de acontecimentos que, sem a existência desta forma estável de organização do eu, o poderiam desestruturar. Esta identidade não é apenas sustentada por uma certa certeza interior sobre o que o eu é, mas também por uma certa coincidência entre o que o eu reconhece em si próprio e o que o discurso dos outros reconhece nele (Vecslir).

Como dissemos, as fronteiras são rigorosamente guardadas para proteger uma autonomia precária, mas à custa do sacrifício de satisfações de objeto que não estão ao serviço do narcisismo. Elas exigem segurança na mobilidade libidinal que dá ao sujeito a ilusão de independência ou numa atividade compulsiva que o impede de se sentir passivizado. O objeto assusta pela sua possível intrusão. Esta excitação exige que o ego se refaça e reforce a sua coerência, porque o abandono ao objeto é quase equivalente à dissolução da identidade. As fronteiras internas falham na sua função de contra-investigação. Surgem assim processos primários em que a satisfação erótica cede lugar à destrutividade (tanto na fantasia como no pensamento). Uma questão vital é a preservação desta dupla fronteira precária.

A ideia de que os mecanismos de defesa são intrapsíquicos deve ser revista, uma vez que, nestes casos, a defesa é dirigida para o exterior. Freud já tinha vislumbrado algo disto quando teorizou sobre a cisão, que inicialmente associou a patologias muito graves[134]. Face a certas realidades externas, o ego pode defender-se através da divisão, da desconexão dos conteúdos perceptivos (repressão vertical). A relação do ego com a realidade é sempre conflituosa, e não é apenas na psicose que *ocorrem "alterações do ego"*. Para Freud (1937b) elas têm, assim como a intensidade pulsional e a crueldade do superego, um papel preponderante na possibilidade de transformação de um sujeito.

Um dos principais objectivos das organizações *borderline* é a preservação da identidade e do valor do eu. Não a identidade como uma fotografia ou uma estátua, mas como uma construção contínua. O sentido do eu é uma inter-relação contínua entre a economia narcísica e a economia de objeto. Alguns autores da psicologia do ego defendem erradamente - na minha opinião - que a maturação equivale à interiorização, enquanto o sentimento de si exige uma troca contínua com os outros, a angústia de desintegração é mais arcaica do que a de castração e o complexo de Édipo serve para a canalizar. Nas patologias-limite, a sobrevivência prevalece sobre a resistência ao recalcado. O princípio da preservação do eu é uma condição, e a ansiedade de castração só assume o controlo quando se atinge um certo grau de integração do ego. As angústias de desintegração e de fragmentação testemunham a dificuldade de manter uma representação e um funcionamento em que o eu é percepcionado como uma unidade e com um sentimento de continuidade temporal.

---

[134] *"Todo o processo [a cisão do ego] parece-nos tanto mais estranho quanto consideramos óbvia a síntese dos processos do ego. Mas é evidente que nisso estamos enganados. A função sintética do ego, que é de tão extraordinária importância, tem suas próprias condições particulares e sucumbe a toda uma série de perturbações"* (1938, c). (1938, c) Não se trata de pôr em causa a função sintética do ego: é apenas necessário reconhecer que ela é tudo menos algo *"que não é preciso dizer"*, é um processo sujeito a *"condições"* tão estritas que a qualquer momento a síntese pode ser *"perturbada"*.

CAPÍTULO 9 KERNBERG, KOHUT, WINNICOTT: OS SEUS IMPASSES E A CONCEPÇÃO INTERSUBJECTIVA.

Na perspetiva kleiniana, o narcisismo é considerado como uma defesa e um recuo regressivo das ansiedades aterrorizantes iniciais: a idealização constitui um refúgio da ansiedade persecutória; a grandiosidade constitui uma defesa maníaca[135] . Kernberg adopta estas conceptualizações e distingue o narcisismo normal do patológico. Atribui um papel central ao sadismo pré-genital na psicogénese das perturbações *borderline* e considera a inveja oral como a origem da sua necessidade de destruir o objeto bom. Os mecanismos de defesa primitivos e os delírios narcísicos exprimem uma luta contra "*um desenvolvimento patológico exagerado da agressividade oral*" (1975). O *borderline* sente tanta frustração e ódio que não tolera a esperança de que alguém lhe ofereça algo prazeroso; sente que há tão pouco a esperar, que é melhor não esperar nada, não desejar nada e desvalorizar tudo o que lhe é oferecido. As ilusões protegem o doente do estado terrível em que passou os seus primeiros anos, pois estava sempre insatisfeito, enganado e enraivecido. "*O maior medo desses pacientes é depender de alguém, pois depender significa odiar, invejar e expor-se ao perigo de ser explorado, maltratado e frustrado*"[136] .

Kohut e Winnicott postulam que, nas organizações *borderline*, a predominância da identificação projectiva e da cisão esbate a diferença entre o eu e os outros. Como resultado, as defesas são frequentemente insuficientes e pouco fiáveis. Isto justifica, para estes autores, um trabalho prévio de restauração narcísica (e nisto diferem dos kleinianos e de Kernberg). Na díade mãe-criança, geram-se carências ou excessos que asfixiam a emergência do self, marcado assim por feridas narcísicas primordiais[137] . É por isso que amar, cuidar, comunicar não são simples slogans, nem simples apelos ao que se chama "arregaçar as mangas", mas prescrições técnicas teoricamente sustentadas. E, portanto, sim, arregaçar as mangas. A uma mãe que não foi suficientemente boa, opor-se-á um psicanalista

---

[135] Rosenfeld (1971) desenvolve a teoria do "narcisismo destrutivo". Esta centra-se nas relações de objeto narcísicas caracterizadas pela omnipotência, preponderância da identificação e defesa contra o reconhecimento da separação entre o eu e o objeto. A omnipotência manifesta-se na utilização dos outros, na negação de qualquer dependência, na vulnerabilidade nas relações afectivas e na inveja do que os outros possam ter.

[136] Storolow e Atwood defendem que a raiva oral que Kernberg detecta é a consequência iatrogénica do seu tratamento. O *borderline* vive (de acordo com a sua conceção) num *bunker*, defendendo-se dos outros que considera sádicos, egoístas e exploradores, e é este o foco dos esforços interpretativos de Kernberg.

[137] Masud Khan (1974), discípulo de Winnicott e Balint, forjou o conceito de trauma cumulativo (referindo-se a estas feridas narcísicas). As deficiências maternas na dosagem e regulação dos estímulos (externos e internos) geraram uma situação de invasão que tem um efeito disruptivo na constituição do self. O objetivo destas análises é *"reconstruir a ecologia do ambiente infantil"*.

capaz de compensar essa falta. Contra a extrema falta de cuidados elementares, a possibilidade de reproduzir estados e sensações infantis, contra o isolamento verbal, o uso irrestrito das palavras.

Para Winnicott, o processo analítico consiste em reavivar a omnipotência subjectiva, para o que considera essencial o transicionalismo (da omnipotência subjectiva à tolerância da realidade objetiva). A mãe, devido à sua "*preocupação materna primária*", forma um mundo no qual os desejos e as fantasias da criança se realizam. A mãe deixa progressivamente de desempenhar este papel e permite que a criança sofra uma maior desilusão para passar a tolerar a realidade objetiva e as subjectividades fora do seu controlo. Kohut descreve uma dialética subtil entre a gratificação narcísica e a desilusão inevitável e crescente. Ambos consideram que o paciente precisa, na relação psicanalítica, de adquirir experiências que lhe faltaram no início da sua vida. Enquanto os medos, as desilusões e as defesas abundam, o analista proporciona uma nova experiência ao reagir com uma compreensão empática diferente das reacções traumatizantes dos pais. A mudança analítica não se baseia na frustração de antigos desejos, mas na oferta de algo novo.

Winnicott e Kohut partilham a visão das ilusões narcísicas como fontes criativas. Elas não são próprias do bebé, do louco ou do selvagem. A caraterística essencial do ambiente proporcionado pela mãe é a sua vontade de o adaptar aos desejos do bebé e de o iludir de que os objectos são criados por ele. Winnicott chama a esta experiência do bebé um "*momento de ilusão*", e considera que a reimersão na omnipotência subjectiva é a fonte da criatividade, onde fluem as ilusões. Tal como a maternidade "*suficientemente boa*" *envolve o* ajustamento do mundo para apoiar as ilusões da criança, a análise "*suficientemente boa*" envolve o ajustamento da situação analítica à realidade subjectiva do paciente. O aparecimento de ilusões narcísicas na situação analítica não constitui uma retirada defensiva, mas o reinício de um processo de desenvolvimento paralisado.

Temos já a experiência clínica e teórica de muitos analistas inspirados pela convicção de que *os borderlines* são sujeitos frágeis, feridos. Como não ver que, por vezes, a organização dual narcísica predomina sobre a organização triangular edipiana? Como não atuar em conformidade? Um analista trabalha sempre com a sua disponibilidade afectiva e com a sua escuta. Nos estados-limite, é-lhe pedido algo mais: a sua potencialidade simbolizadora, não só para recuperar o que existe, mas também para produzir o que nunca foi. Para além do conflito, há défices.

Atualmente, os elementos das funções de cuidado são uma ferramenta comum na técnica psicanalítica. Nestes casos, interpretar a necessidade de crescimento, de iniciativa, de individualidade como transferência negativa é simplesmente errado, porque viola as necessidades narcísicas. O adensamento empático contribui para um self coeso e para a regulação adequada da autoestima.

<u>Por outro lado, se houver falhas na atitude empática, a coesão do self não se estabelece e a grandiosidade e o exibicionismo arcaico persistem.</u>

Repitamos: estes doentes reagem com hipersensibilidade à intrusão no seu próprio espaço e, ao mesmo tempo, conservam a nostalgia da fusão. Necessitavam e temiam a fusão. Precisam de *se libertar dos* seus aspectos intoleráveis, que lhes causam confusão, e também dos seus aspectos esperançosos, que não sabem como conter. No analista, provocam preocupação; ou, outras vezes, fantasias omnipotentes. Contra-identificações projectivas que põem à prova a capacidade de contenção, de temperança e de discernimento do analista, por vezes conduzindo a acções.

A análise não é o jogo da verdade, mas da verdade elaborável. Não é uma revelação, mas o resultado de um trabalho. Quando há fragilidade do ego (*borderlines*), há um risco de exposição traumática.

A narcisização do eu é um produto da vinculação. O analista vai pontuar o discurso com intervenções - nem todas são interpretações. O analista liga elementos e este trabalho de ligação contraria o trabalho da pulsão de morte. Para ser eficaz, deve ser superficial. As interpretações profundas ou sistematicamente transferenciais apenas reforçam a cisão[138] .

Por um lado, predomínio das defesas primitivas (cisão, negação, idealização, projeção). Por outro lado, ausência de projectos, crise de ideais. As alterações da potencialidade de simbolização são frequentes.[139] Há dificuldades de simbolização quando os limites são exacerbados ou anulados pela fusão com o outro. Nestes casos, a análise deve ter como objetivo facilitar a contenção e a durabilidade das experiências de simbolização. Esta é a atitude da maioria dos analistas, embora nem todos o digam, para não serem acusados de "*maternalismo*".

Como sempre, a teoria e a prática estão ao serviço uma da outra. Se a concetualização desta patologia tem em conta o défice, como é que o tratamento não o poderia fazer?[140] A relação entre o paciente e o analista pode ser descrita

---

[138] Green (1990a) questiona o fascínio pela análise em profundidade. *"É uma técnica que tem dois grandes inconvenientes. Por um lado, provoca um forçar contínuo de interpretações, o que conduz o paciente, após um período de resistência, a um vínculo terapêutico caracterizado por um falso self ou pela sua erotização masoquista; o paciente nunca é deixado à sua sorte, tem sempre de obedecer. Além disso, a pletora de interpretações representa uma alimentação intelectual forçada que, na minha opinião, só pode levar a uma fome interpretativa mórbida ou a uma anorexia quase total em relação ao discurso do analista. [...] Os kleinianos, que se vêem como garantes da pureza interpretativa porque evitam interpretações extra-transferenciais ou intervenções não-interpretativas, podem de facto induzir um processo de sugestão. Isto não significa, espero que fique claro, que propomos um self de tipo Hartmanniano, autónomo e livre de conflitos. Apoiamos a conceção freudiana do ego, que respeita a liberdade do paciente e que recomenda que se proceda de acordo com o que o paciente é capaz de compreender do que dizemos neste momento do tratamento, ou seja, permitir-lhe elaborar e integrar num processo de regressão-progressão, e assim passar do nível mais superficial para o mais profundo. Evitam-se assim bloqueios de resistência prematuros e duradouros ou, pelo contrário, rupturas psicóticas, psicossomáticas e psicopáticas".*
[139] Ver Hornstein (2002).
[140] E o inverso também é verdadeiro. Porque não há superioridade da teoria sobre a prática.

como um *"ambiente de sustentação"*. Esta relação contribui de alguma forma para a reparação do defeito, facilita a construção de novas estruturas e permite retomar o crescimento mental interrompido pelos traumas precoces.

Continuando estes desenvolvimentos, e trazendo novos elementos, surgiu a posição intersubjectiva que postula que a psique não pode ser compreendida se for abordada como uma entidade que existe "dentro" da mente do paciente, isolada da matriz relacional. Analista e paciente co-constroem a história transferencial. A escuta não pode ser pensada como pertencente a um observador externo. O alargamento do conceito de contratransferência antecipou o desafio intersubjectivista contemporâneo. Uma conceção tão ampla de contratransferência, no entanto, não requer uma perspetiva intersubjectiva porque a subjetividade do analista pode ser considerada apenas como uma reação à transferência do paciente e ao material analítico como um todo (Dunn).

A subjetividade implica um movimento entre a vinculação e a autonomia, entre a ligação e a separação, uma interação entre os desejos próprios e os dos outros significativos.

Não é apenas a falta que causa a psicopatologia, mas a utilização subsequente das experiências e fantasias precoces pela criança e pelo adulto, a fim de estabelecer e manter ligações posteriores.

"O mito da mente isolada" (Stolorow e Atwood) consiste em pensar a subjetividade a partir de pulsões endógenas, mas insiste parcialmente nas propostas das escolas de prisão desenvolvimentista com os seus programas de desenvolvimento narcísicos. Trata-se de lutar contra o obstáculo epistemológico constituído pela ideia de uma subjetividade dissociada das suas relações (tanto na infância como hoje em dia).

O narcisismo trófico preserva um certo equilíbrio entre as ilusões e a realidade. Winnicott (1971) descreveu a estreita relação entre ilusão, jogo, criatividade e fenómenos culturais em geral. No narcisismo patológico, por outro lado, insiste-se nas ilusões, distorcendo defensivamente a apreensão da realidade. O que é que decide se o delicado equilíbrio entre ilusões e realidade é alcançado ou se se cai na dependência das ilusões e na consequente alienação da realidade ou desespero face à mesma? A chave está nas relações que constituem a subjetividade. A atitude ideal da mãe ou do pai é desfrutar das ilusões da criança e apreciá-las, acrescentar as suas próprias ilusões e ser capaz de as largar. A atitude parental desejável não é mergulhar na ilusão ou exercer uma racionalidade cínica, mas ser capaz de brincar com as ilusões sem perder de vista o facto de que se trata de um jogo (Mitchell).

Em certas perspectivas sobre o narcisismo, a grandiosidade patológica e a idealização são amplamente interpretadas como forças internas da economia psíquica, quer como soluções defensivas para a ansiedade e a inveja (Klein, Kernberg), quer como necessidades desenvolvimentais (Winnicott, Kohut)[141] . A singularidade dos vínculos de objeto não é incluída nos modelos que enfatizam os fenómenos supostamente espontâneos do desenvolvimento, negligenciando as subtilezas do tecido relacional com os seus respectivos desejos e afirmações identificatórias e os modos como exigiam à criança a manutenção de ilusões narcísicas; os pais são vistos de um ponto de vista binário: como gratificadores ou não das necessidades infantis (pulsionais ou relacionais) (Greenberg e Mitchell).

É por isso que os relatórios clínicos de Kohut reflectem uma discordância entre as suas ricas observações das interacções parentais com a criança e o seu modelo teórico que relega estas interacções para um papel secundário. Para Kohut, a grandiosidade arcaica não podia expressar-se e sofrer uma transmutação normal porque os pais não cumpriam a sua função de auto-objeto, embora ele comente frequentemente (geralmente entre parênteses) que os pais não só não cumpriam essas funções para a criança, como também a usavam como seu próprio auto-objeto (Atwood e Storolow, 1984).

A teoria "clássica" coloca o analista fora da matriz relacional do analisando, pede-lhe que aponte para os seus resultados arcaicos e conflituosos, e convida o paciente a abandonar as suas promessas infantis, destinadas ao fracasso. O modelo da detenção desenvolvimental também coloca o analista fora da matriz relacional do analisando, de onde ele induz o paciente a sair de suas limitações e lhe oferece algo melhor. O terceiro modelo coloca o analista dentro das estruturas e da estreiteza das configurações repetitivas da matriz relacional do analisando. O cadinho da mudança analítica é constituído pela procura da saída e pela luta para sair, e pela colaboração do analista com o analisando na observação e interpretação dessas configurações e na descoberta de outras modalidades relacionais.

Resumindo: *se o narcisismo é visto como uma defesa, é indicada uma atitude ativa e interpretativa; se é visto como uma forma falhada de vida mental, é indicada uma postura calorosa e recetiva.* As ilusões narcísicas não são apenas uma solução defensiva para uma ameaça psíquica interna, nem são apenas um

---

[141] Hugo Bleichmar articula módulos com diferentes leis de funcionamento: pulsões, representações, fixações, ansiedades, mecanismos de defesa, inconsciente maquinal, conflito intrapsíquico e realidade externa. Distingue três problemas clínicos: 1) Pacientes identificados com a grandiosidade parental e/ou a imagem grandiosa sob a qual foram vistos pelas suas figuras significativas. 2) Pacientes com um défice primário de narcisização devido a falhas na função dos objectos primordiais não compensadas por um investimento narcísico suficiente do ego pelas suas realizações e pelas suas ligações actuais. 3) Pacientes com hipernarcisação secundária, defensiva, compensatória das feridas narcísicas sofridas. *Hipernarcisação primária, hipernarcisação compensatória secundária e défice narcísico primário não compensado. Não se trata apenas de diferenças sobre o papel da agressividade e do conflito ou sobre a importância do défice, mas também de questões clínicas diferentes.* Esta é a causa central de muitos debates: a não aceitação da heterogeneidade de uma clínica do narcisismo que exige explicações metapsicológicas diversas.

florescimento da vida infantil, mas sobretudo uma forma de relacionamento com os outros. Kernberg vê as configurações narcísicas como defesas contra a ansiedade produzida pela agressão oral nas primeiras relações de objeto. Aqueles que pensam em termos de paragem do desenvolvimento consideram as ilusões narcísicas do paciente adulto comparáveis à exuberância espontânea da infância. A estimulação indiscriminada - em todos os analisandos - corre o risco de perpetuar os antigos laços de objeto. As ilusões narcísicas são estimuladas para reativar o processo de desenvolvimento parado e devem desaparecer por si mesmas face à compreensão empática do analista e às desilusões vividas pelo paciente. Se a transferência narcísica é pensada como uma defesa ou como uma reencenação de estados infantis, não é dada muita atenção à singularidade do analista. Posicionar-se entre a cumplicidade e a contestação é a forma mais produtiva: por um lado, contém e aceita as exigências narcísicas, mas também abre questões sobre a sua fixidez e estereotipia. *A capacidade de "jogar" em conjunto e de participar nas ilusões do outro é indispensável para que a integração narcísica se efectue; tal como o questionamento das ilusões por parte do analista é essencial para que se estabeleçam novos laços.* Não se trata de o analisando renunciar às ilusões, mas de se abrir a diferentes modalidades relacionais.

Um psicanalista é alguém disposto a trabalhar com a história, com a diferença. Pretender um psicanalista robotizado, a-histórico, redutível a uma função, desvitaliza a experiência psicanalítica ou conduz a um ideal desmesurado cuja realização prática enfrenta obstáculos intransponíveis. Este é o preço que a idealização sempre cobra.

Quando se está decidido a fazer a viagem, é melhor dizer adeus. Adeus ao psicanalista "objetivo". Adeus ao recetáculo que recebe as identificações projectivas sem lhes acrescentar os elementos da sua própria realidade psíquica, por medo de acrescentar algo de seu. *E a neutralidade analítica?* Ela faz parte da teoria e deve ser repensada à medida que a teoria é repensada. O analista é mais do que o suporte das projecções e dos afectos mobilizados pela regressão do paciente. A contratransferência vai revelar ao analista não só o seu "saber" mas também o seu capital libidinal e relacional que remete para a sua própria história.

No seu trabalho com as organizações *borderline*, o psicanalista pode refugiar-se na técnica "*clássica*". Ou pode testar a sua própria singularidade, a singularidade do paciente e fazer as suas escolhas dentro da diversidade atual da psicanálise.

CAPÍTULO 10 ESQUIZOFRENIA E PARANÓIA: AS PROPOSTAS DE PIERA AULAGNIER

A psicose só pode ser abordada interrogando a representação (nas suas diferentes modalidades) e a sua ligação com a história. A teoria de Aulagnier é uma teoria da potencialidade psicótica. *As condições necessárias não são suficientes.* Nessa distância que separa o necessário do suficiente, intervém a criação do sujeito. A psicose questiona o que acontece quando a constituição do ego é perturbada.

O delírio não é apenas o efeito de um défice: perda de realidade, forclusão do Nome-do-Pai, mas uma formação de compromisso. O discurso delirante não é uma reconstrução devida a uma regressão a um modo de funcionamento anterior do desejo. *É uma elaboração do ego que produz afirmações sobre a origem.* O pensamento delirante primário é enraizado e não recalcado e, sob certas condições, invade o espaço psíquico. A potencialidade psicótica torna-se o delírio efetivo da esquizofrenia ou da paranoia.

Interpretar um delírio recorrendo a conceitos universais é confrontar o sujeito com a própria proibição de escrever a sua história em nome próprio. A interpretação deve intercalar, entre a história que o delírio conta e a história de uma infância que a teoria nos oferece, os elementos próprios desse sujeito. O psicótico não confronta o analista com uma transparência do inconsciente, nem com uma simples repetição do funcionamento normal de uma primeira fase da vida psíquica.

O trabalho de Piera Aulagnier é uma elaboração concetual que não perde de vista a clínica. *"A prática só pode ser teórico-clínica"*: uma convicção que a levou a sublinhar a implicação da teoria na escuta ("teorização flutuante") e da escuta na teorização[142] .

A sua originalidade não se deve a uma modificação da nosografia, mas a uma modificação da perspetiva metapsicológica aberta por Freud, largamente mantida por Klein e questionada apenas por Lacan. Em vez de construir a sua teoria a partir das questões freudianas iniciais - em que condições são possíveis as neuroses de transferência e o sonho - P. Aulagnier propôs-se resolver uma outra questão: quais são os fundamentos da vida psíquica que dão origem aos conflitos psicóticos? Ele não "aplicou" aos processos psicóticos, por meio de alguns acréscimos e especificações, um modelo concebido para interpretar os distúrbios

---

[142] Para uma exposição alargada, ver *Cuerpo, historia, interpretación*, L. Hornstein, P. Aulagnier, M. Pelento, A. Green, M.C.Rother de Hornstein, H. Bianchi, M. Dayan, E. Friszman Bosoer. Paidós, Buenos Aires, 1991. Assim como *"Los desafíos de la práctica"* de L. Hornstein (compilador) Lugar, Buenos Aires, 2003.

neuróticos; pelo contrário, ele elaborou conceitos adequados para dar conta dos conflitos identificatórios mais graves e para abarcar, a partir daí, a luta constante que opõe a pulsão de vida à pulsão de morte. O que é típico do seu itinerário é fazer derivar a procura de sentido para a construção de uma história, em vez de se deixar atolar na atualidade transferencial. Para Freud, essa tarefa cabia plenamente à análise da neurose, que deveria ser capaz de esboçar "*o quadro dos anos esquecidos da infância*". A abordagem da psicose demonstra sua legitimidade heurística para essa categoria de pacientes que sempre viveram sob o assédio do real, que nunca puderam representar como lugar de origem ou como ponto de apoio.

No tema de Piera Aulagnier existem três instâncias com diferentes modos de representação: o processo original (o pictograma), o primário (fantasia) e o secundário (representação ideacional). Quando os três espaços estão constituídos, toda a informação imposta pela existência do "exterior da psique" deve ser processada nos três modos.

Para o processo originário, toda a existência é autogerada pela psique. Para o processo primário, toda a existência é o efeito do poder do desejo do Outro. Para o secundário, toda a existência tem uma causa inteligível que o discurso poderá conhecer.

A sua tópica não é uma simples releitura de Freud. Ao recuperar a complexidade do segundo tema e ao incorporar as elaborações de Lacan, ele produziu um tema diferente. Ele considera a relação da representação da palavra com modalidades mais originais da vida psíquica. A sua prática com psicóticos permitiu-lhe apreciar os efeitos de uma despossessão do tempo inicial da criança. O ego encontra um já presente que não é apenas o do mundo e dos outros, mas também o das suas necessidades e pulsões corporais, da voz e do corpo da mãe, suportes dos seus primeiros investimentos (Dayan).

Não se trata de opor a realidade à fantasia, mas de encontrar relações entre as duas e as interpretações produzidas pelo eu que, como qualquer historiador, quer elucidar causas e efeitos. O trabalho analítico - se é que é um trabalho analítico - permitirá ao sujeito transformar o significado dessas experiências, relativizar o seu impacto e imputar-lhes outras causalidades.

O que é a realidade? É preciso considerar a multiplicidade de interpretações do mundo que habita cada sujeito. O advento da subjetividade e a própria experiência de um sujeito não podem ser pensados de forma solipsista. É uma falsa alternativa escolher entre um eu autónomo e um eu autista. Este falso dilema é resolvido por P. Aulagnier com a sua teorização do ego e do processo identificatório. Sem excluir o que a psicanálise reconheceu como o seu aspeto mais importante: o conflito. O ego só pode tornar-se ao dar um sentido ao seu passado e ao seu futuro, ao escolher um projeto identificatório e uma interpretação da sua história que é constantemente reelaborada.

O eu só acede à temporalidade entrelaçando os fios do tempo e do desejo. Para o psicótico, toda a experiência relacional é uma tentativa de resolver um conflito identificatório arcaico. A sua existência e sobrevivência dependem desta resolução: *o único dialeto que torna a psicose compreensível é o da identificação.*

O "eu" é uma instância, uma instância entre outras. O "sujeito" subverte a pretensão do ego de ser igual à psique como um todo. Lacan, na sua releitura de Freud, desenvolveu o seu conceito de sujeito concebido como efeito do significante. Um sujeito irredutível a tudo o que é representação e significação. Lacan estabeleceu uma forte oposição entre o sujeito e o ego; este último é formado a partir da imagem do espelho e é constituído pela soma das identificações ao semelhante. P. Aulagnier não aceita esta heterogeneidade; a oposição entre simbólico e imaginário é interna ao ego. Simbólico e imaginário permitem distinguir entre um núcleo estável do ego e as figuras sucessivas do seu projeto identificatório[143].

O eu é o produto de sucessivas experiências de impotência em que foi modelado pelo outro. As imagens que o eu constrói de si próprio têm sempre como referência a sua própria imagem, mas também as imagens fornecidas pelos outros. O eu tem de articular estas duas referências: o seu reconhecimento e o reconhecimento de si pelos outros[144]. Cada vez mais, os enunciados que se referem ao eu e o definem já não dependem do discurso de um outro, mas do *"discurso do todo"*.

O processo identificatório não é a cunhagem de uma qualquer "personalidade", mas é a escrita de algo em alto relevo, e estes vales, estas montanhas do alto relevo oferecem certos pontos de reparação ao furacão das angústias desorganizadoras que, na sua reiteração, podem fazer desistir a procura. *O "eu" é constituído por um conjunto de identificações que são o produto das afirmações sobre o "eu" formuladas por outros significativos.*

A história do ego é consumada pela projeção da omnipotência perdida no objeto. Cada momento histórico deve oferecer satisfações suficientes e insuficientes. Suficiente para que a criança sinta que o próximo lhe oferecerá outras; insuficiente, para que o seu interesse e curiosidade por novos prazeres sejam preservados. O ego da criança é assim enriquecido por identificações sucessivas que se opõem ao reencontro regressivo. (Sternbach)

Os inicialmente identificados são relegados à condição de ponto de partida.

---

[143] No capítulo sobre Lacan, considerei certas críticas actuais à sua conceção do imaginário e do eu e as suas consequências para a consideração da intersubjetividade.

[144] Ver Kaes (1998).

A transubjectividade inicial vai dar lugar à constituição do sujeito e da intersubjetividade. O processo identificatório não tem uma conclusão definitiva, mas tem de oferecer alguns pontos de reparação para que esta trajetória não seja uma fonte de angústia desorganizadora. O edifício identificatório é heterogéneo. As identificações simbólicas garantem ao sujeito os seus pontos de certeza. Haverá sempre riscos de fragmentação, de fissura. Uma fissura que, se ocorreu na identificação simbólica, oferece uma oportunidade para a psicose.

Sobre a esquizofrenia

A mãe espera o filho a partir da sua historicidade desejante. A sua história edípica apresenta a seguinte sequência: - ser o objeto de desejo da mãe - ter um filho pela mãe - aceitação da diferença dos sexos - ter um filho pelo pai - passagem à exogamia - dar um filho a um pai - e, sendo mãe, desejar que o seu próprio filho se torne pai ou mãe. O desejo consciente de um filho contém as vicissitudes do acesso da mãe ao seu ser sujeito de desejo e testemunha as deslocações da sua própria história de infância.

A criança é confrontada pela primeira vez com uma cena primária submetida à omnipotência do desejo materno. Enquanto a criança puder considerar-se o objeto exclusivo do desejo materno, ilude-se que ela deseja o que ele deseja. As primeiras construções fantasmáticas serão auto-organizadas quando ele se aperceber da existência de um terceiro, desejante e desejado pela mãe. A relação sujeito-desejo será doravante forjada pela problemática edipiana e pelo conhecimento da diferença entre os sexos.

Esta história não se refere a uma cronologia linear. Através da auto-organização, o mais profundo já não é equivalente ao mais antigo.

Há uma violência primária. Violência que beira o excesso. Excesso cujas últimas consequências seriam despojar a criança de todo o pensamento autónomo, assegurando a satisfação de um desejo de não mudança. Há uma violência secundária. Consiste no desejo de preservar o que é legítimo e necessário apenas durante uma determinada fase da vida. A violência secundária apoia-se na violência primária e induz o recurso a defesas psicóticas ou mobiliza o desejo de auto-alienação. *"Que nada mude"* é o desejo mais destrutivo para a criança, *"que nada mude"* nesta relação em que a necessidade e o desejo são inseparáveis, na organização dos primeiros pensamentos a quem a mãe tinha dado as únicas palavras necessárias para a sua formulação. Um desejo irrealizável, pois ninguém pode escapar às modificações que se inscreverão no seu corpo, na sua relação com o mundo.

A mãe é a *porta-voz*. Comenta todas as manifestações da criança. Mas ela é também a porta-voz de uma ordem externa a cujas leis e exigências o seu discurso está sujeito. Enquanto outros autores afirmaram que o recém-nascido ocupa um lugar dentro de uma realidade cultural pré-digerida pela mãe (Winnicott, Bion, Lacan), Aulagnier sublinha a nomeação do afeto. Tornar a palavra adequada ao afeto comporta dificuldades inevitáveis, uma vez que o afeto transborda todas as palavras. Um desfasamento notável entre o que é vivido e o que pode ser verbalizado terá consequências na constituição do ego e do pensamento (Mellor, 1998).

São muitas as descobertas que devemos a Piera Aulagnier. *Sombra hablada* é um conjunto de enunciados que testemunham o desejo materno em relação à criança. Enunciados que, como já dissemos, antecipam a enunciação que a própria criança faz de si mesma. A sombra falada é esse fragmento do discurso materno que ilustra o que a criança representa para o desejo inconsciente. É a parte desse desejo que pôde ser decifrada.

O filho presente é um objeto de desejo, desde que não seja o filho que a mãe desejou na sua infância. O desejo de um filho é, portanto, herdeiro de um passado, mas aponta para um futuro que nenhum filho real deve saturar.

Há uma distância entre o desejo do filho e o desejo desse filho. *A mãe ocupa o lugar de quem dá o desejo, um dom essencial, mas recusa ser a doadora do objeto.* Através deste desejo, a mãe institui a criança como herdeira de um saber sobre a diferença entre o objeto que realiza um desejo e o objeto que permite a persistência do desejo. O processo identificatório é também a transmissão de algo recalcado, indispensável às exigências estruturais do ego.

No espaço familiar da esquizofrenia, a criança é destituída de tudo o que pode fazer dela um ser singular. O eu não pode, então, formular um enunciado que relacione a sua presença com o desejo do casal parental. O seu lugar não é o daquele que sustenta um projeto, mas o que designa o retorno do mesmo.

O delírio esquizofrénico envolve três encontros: 1) entre o original e a realidade externa que reafirma o pictograma de rejeição e o desejo de auto-aniquilação; 2) entre o primário e os signos da realidade em que os signos de não-desejo e desprazer da mãe têm um lugar predominante. Mas estes dois encontros não são suficientes para criar o fracasso conducente a uma elaboração delirante ulterior. Além disso, 3) o encontro entre o ego e o comentário que o porta-voz impõe à causa dos afectos vividos deve redobrar os efeitos do que já foi vivido no original e no primário.

A potencialidade psicótica não é uma possibilidade universal latente, mas uma organização do psiquismo que mostra a presença de um pensamento delirante primário enraizado e não reprimido. Se este quisto rebenta, a potencialidade manifesta-se.

O pensamento delirante primário tem três destinos: -um sistema de significações de acordo com ele (*sistema paranoico*); -uma forma particular de cisão que permite ao sujeito funcionar segundo uma normalidade aparente (*potencialidade psicótica*); -o pensamento delirante primário não dá lugar a uma sistematização, mas actua como uma interpretação única e exaustiva que marca toda a experiência significativa (*experiência esquizofrénica*).

O delírio primário refere-se à origem do sujeito e à sua história: as coisas ouvidas sobre esta dupla origem foram reveladas ao sujeito como contraditórias com as suas experiências afectivas. Aceitar o comentário, assumi-lo por conta própria, implicaria tomar posse de uma história sem sujeito e de um discurso que negaria qualquer verdade à experiência sensível. Rejeitá-lo implicaria confrontar-se com uma experiência inefável. Para evitar estes dois becos sem saída, o "eu" tem a possibilidade de interpretar o comentário, conseguindo assim um primeiro parágrafo da sua história escrito através do pensamento delirante primário.

Na ausência de uma declaração de origem, a questão de como as crianças nascem torna-se problemática. A tarefa do porta-voz é oferecer à criança um primeiro enunciado sobre a origem da história. Se o eu não encontrar no discurso um pensamento de que se possa apropriar como postulado inicial para a sua própria teorização das origens, é obrigado a criá-lo.

A mãe do esquizofrénico não pode investir tudo o que mostraria que, ao dar a vida, um novo ser é engendrado. O desejo de maternidade é diferente do desejo de um filho. A mãe não pôde recalcar uma significação primária da sua relação com a sua própria mãe, o que perturbou o acesso ao conceito de função materna e a simbolização da metáfora paterna (Lacan). O desejo de maternidade aspira a reviver em posição inversa a relação com a própria mãe. É a negação de um desejo de dar à luz um ser diferente.

No encontro do *bebé* com o *"fora do psiquismo"*, predominará a representação relacionada com a rejeição, com o nada, com o ódio. O discurso materno é incapaz de designar o desejo do casal como causa originária da criança. Tudo o que, na existência do bebé, toma a forma do imprevisto, de uma exigência cuja resposta não é conhecida de antemão, e também tudo o que pode recordar-lhe a participação do pai, provocará o desprazer.

O pensamento delirante primário reformula a realidade com referência a experiências que o sujeito viveu efetivamente e que lhe dizem respeito:

— ao encontro com uma mãe que exprime que a causa da origem do sujeito não é nem o desejo de um parceiro, nem o prazer de criar algo novo;

— ao encontro das experiências corporais, fonte de sofrimento, que confirmam que quem nasce na dor só pode encontrar o mundo na dor;

— ao encontro com algo apreendido no discurso materno que, ou recusa reconhecer que o desprazer faz parte da experiência do sujeito, ou lhe impõe um comentário que retira sentido a essa experiência.

O pensamento delirante primário forjará uma interpretação que reformulará a experiência desses encontros. Ele tentará reparar os seus abusos de poder. P. Aulagnier intitula a parte de A *violência da interpretação* consagrada à psicose "A interpretação da violência". O discurso delirante esforça-se por dar sentido a uma violência cometida pelo porta-voz.

A esquizofrenia é o culminar de condições que operam em encontros sucessivos. O original e o seu pictograma encontram uma realidade exterior que não quer: não se presta a refletir um estado de fusão, de totalização. No primário, a realidade do desejo materno manifesta-se pela ausência de momentos de concordância entre a mise en scène, fonte de prazer, e o prazer que se espera da sua presença e dos seus dons. No comportamento da mãe e do seu ambiente, na forma como ela oferece e exige, no que ela dá e no que ela exige, a criança reconhece corretamente os sinais de um não-desejo.

O "eu" precisa de formular um enunciado fundamental que lhe permita dar sentido à sua relação com o mundo. O enunciado materno não tem respostas, porque para ela o eu da criança não é um eu. Não se reconhece à criança o direito a um sistema de significação que não seja o eco do sistema materno.

Enquanto a criança não falar, a mãe pode manter a ilusão de que existe uma concordância entre o que ela pensa e o que ela pensa que ele pensa; ela está disposta a oferecer-lhe um conhecimento da linguagem necessário para que ele adquira a fala, na condição de lhe impor a repetição do que a sua linguagem pretende significar. A mãe só pode conservar o seu controlo sobre a atividade de pensamento da criança se reduzir esta atividade ao equivalente de uma função sem projeto.

Para que o "*eu se torne*", o bebé precisa que a mãe possa descodificar as comunicações do seu filho com ela e compreender a sua necessidade recorrente de estimulação e de quietude. Na potencialidade psicótica, onde a ideia de futuro deveria permitir ao eu passar por uma temporalidade, o retorno do mesmo pára o tempo.

Na esquizofrenia, a imagem identificatória não é a do corpo unificado, nem é uma imagem do pensamento que valoriza esta nova função como sua. O ego é confrontado com uma tripla violência:

— é-lhe negado o direito de se reconhecer como agente de uma função pensante autónoma, de ter prazer em criar pensamentos;

— é-lhe negado o direito de reivindicar como verdadeiros os sentimentos vividos;

-lhe é imposta uma narrativa histórica sem qualquer fundamento e que dissimula essa falta substituindo-a por uma afirmação falsa.

A análise do conteúdo do delírio está intimamente ligada à realidade histórica. A sua influência precipita-se quando ocorre um acontecimento intenso ou repetido que põe em ação uma encenação fantasmática anterior, de tal modo que se produz um fenómeno de *interpenetração* entre fantasia e realidade que torna impossível a reelaboração da fantasia. A potencialidade psicótica aponta para um conflito interno do ego, uma fixação à fase auto-erótica anterior à fase narcísica (Freud, 1914). A relação identificante e identificada apresenta fissuras que impedem o sujeito de garantir determinadas referências identificatórias no registo do simbólico.

À medida que a criança cresce, entra no espaço extra-familiar que a confronta com novas exigências, com um discurso mais ou menos concordante ou contraditório com o que tinha ouvido até então. Para que este movimento tenha lugar, é necessário que se tenha conseguido uma aliança entre as partes que constituem este compromisso. Esta é uma condição necessária para a preservação das funções psíquicas do ego. Os pais foram os primeiros co-signatários desse compromisso. Através das vicissitudes da sua história, o ego pode encontrar-se perante um acontecimento que faz fracassar este compromisso, reactivando um conflito entre o princípio de permanência e o princípio de mudança que rege a trajetória identificatória. O compromisso identificatório não protege o ego do conflito. Se nesse compromisso o ego foi capaz de preservar a permanência de um conjunto de objecções simbólicas, será capaz de aceitar e investir a temporalidade. O conflito identificatório é reaberto toda vez que há um conflito entre o que o ego é, o que ele esperava se tornar e o que ele acredita ter se tornado. Ou seja, é frequentemente reaberto. Mas não afectará (na neurose) a posição ocupada pelo ego na ordem simbólica (Aulagnier, 1984b).

Sobre Paranoia

Piera Aulagnier caracteriza a cena primária como paranoica. Esta é dominada pelos temas do ódio e do conflito, da desconfiança, do amor obrigatório e do prazer forçado. Uma caraterística específica do delírio paranoico é uma lógica que não tolera falhas. Outra é o lugar atribuído ao conceito de ódio: é como um cimento que organiza o mundo representacional. Uma terceira caraterística é que ele preserva uma cena primária triangular na qual o ódio predomina. *Este ódio não é apenas uma projeção.* Ao contrário do esquizofrénico, na origem da criança, a mãe pode reconhecer o seu desejo de criação e o desejo do pai, mas na condição de este último ser apresentado como aquilo contra o qual a mãe e a criança devem lutar.

Os pais de pessoas paranóicas tendem a ter as seguintes características:
— em relação ao desejo da mulher: um veredito que a declara má e perigosa para a criança;
— o exercício do poder que se torna um abuso manifesto;

-São frequentes os sinais de decadência social ou o aparecimento de traços de carácter cujo aspeto patológico é evidente para a criança;
-Por vezes, o pai tem um desejo de procriação. Ele tentará criar uma relação de dependência absoluta.

Na cena primária, a criança percebe que o parceiro erotiza *o confronto conflituoso.* O estado de parceiro e o estado de ódio coincidem e o conflito entre os desejos será colocado como a causa das origens e da sua própria origem. Só será possível conservar-se como ser vivo e conservar o mundo como existente enquanto houver algo a odiar e alguém que o odeie. Esta é a lógica que funda a relação paranoica quando o delírio se instala.

Para evitar uma teoria traumática simplista (que elimina a retroação na causalidade psíquica), bem como o idealismo de atribuir os sintomas ao mundo fantasmático sem ter em conta as reactualizações que a realidade material gera sobre a realidade psíquica, Piera Aulagnier forjou o conceito de *interpenetração,* interpenetração entre um cenário fantasmático e uma série de acontecimentos. Nem o acontecimento em si, nem uma estrutura psíquica intemporal são responsáveis pelo destino psicótico. O efeito de interpenetração é aquele que se produz entre um enunciado de valor identificatório, pronunciado por uma voz particularmente investida, e a experiência emocional da criança no momento em que o ouve. Esta interpenetração torna irreprimível o que foi reprimido. *"O enunciado identificatório reflecte sobre a representação fantasmática e torna inoperante o trabalho de modificação, de relativização, inerente à passagem do afeto, que é próprio do fantasma, ao sentimento, que é o resultado deste trabalho de atribuição de sentido, de fazer sentido, operado pelo ego"* (1984, a). O recalcado, nestes casos, tornou-se não-reprimível devido à sua ligação íntima com um enunciado identificatório.

Freud tinha teorizado em "O Sinistro" a ligação entre a realidade psíquica e a realidade material. *"Há um efeito sinistro quando as fronteiras entre fantasia e realidade se esbatem, quando algo que pensávamos ser fantástico aparece diante de nós como real.* A reactualização fantasmática de certos acontecimentos leva Freud a concluir: *"A sinistralidade da experiência ocorre quando complexos infantis reprimidos são reavivados por uma impressão, ou quando convicções primitivas que foram superadas parecem ser reafirmadas".*

A potencialidade psicótica designa um dos resultados a que pode conduzir a negociação que a criança realiza com os pais durante a infância, com esse "eu" antecipado que precedeu o seu próprio devir na cena psíquica e do qual deve diferenciar-se se não quiser tornar-se um autómato programado.

CAPÍTULO 11 : PERVERSÕES E NEOSSEXUALIDADES: UM DIÁLOGO COM JOYCE MCDOUGALL

Felizmente, ele está de novo connosco. Fisicamente. Com a sua escuta, anterior - poderíamos dizer - à fala, à escrita. Com o seu pensamento, familiar a muitos de nós que aqui estamos e podemos interagir com ela. Por isso, vamos aproveitar ao máximo a Joyce McDougall!

Falou-nos das neo-sexualidades, que são novas na sua nova forma de olhar, de escutar, mas que continuam a ser a sexualidade de Freud, um dos seus *Grundbegriffe*, um dos seus conceitos fundamentais, e muito provavelmente a sua pedra de toque. Tinha de ser dito de novo, tinha de ser dito de outra maneira, porque parecia que já não estava a ser escutado. Parecia que o homem pós-moderno era tão *leve*, que até tinha perdido a sua sexualidade. Que não se tinha limitado a mudá-la.

Há imaginação e rigor nos seus livros, e um denso tecido concetual está subjacente à conferência. Vou percorrê-lo sem a pretensão de ser exaustivo, a fim de promover o diálogo e o debate. Relevantes são as oposições/articulações entre:

-Cena primária - Édipo

-narcisismo-objetividade

-identidade subjetiva - identidade sexual

-angústias arcaicas - angústias de castração (genealogia das angústias)

-passagem do corpo biológico para o corpo erógeno

-a cena primária e a sexualidade arcaica

Como podemos pensar a relação entre o registo narcísico e o registo de objeto? Mais do que apontar uma divisão nítida, as questões narcísicas só podem ser pensadas subordinando-as à trama edípica e ao seu protótipo: a cena primária. Embora Édipo continue a ser a referência central, para McDougall, a cena primária tem um lugar privilegiado na compreensão das neossexualidades. A sua remodelação testemunha modificações sucessivas: ao reconhecimento da alteridade segue-se a descoberta igualmente traumática da diferença entre os sexos e a renúncia à bissexualidade[145] [146] .

· Comunicação apresentada no seminário organizado pela Universidade de Buenos Aires e pela Zona Erógena: *"Joyce McDougall em Buenos Aires"* (8 de setembro de 2000).

[146] *"A descoberta da diferença sexual desencadeia na criança uma luta tão traumática quanto a descoberta da alteridade e a descoberta da inelutabilidade da morte [...]. A cena primitiva e os conflitos fálico-edipianos que ela provoca (descritos por Freud como típicos das neuroses quando inibem todas as formas de expressão libidinal) não têm apenas aspectos genitais; podem também ser pintados em termos pré-genitais, aparecendo sob a forma de fantasmas de devoração, de trocas erótico-anais e sádico-anais, de confusões bissexuais, até fantasmas arcaicos de vampirização e de medo da perda do sentido de identidade ou da representação dos limites corporais. Quando estes fantasmas desempenham um papel preponderante na realidade psíquica do sujeito, as relações sexuais e amorosas correm o risco de se*

Na sexualidade arcaica, predomina a ambivalência, há fantasias de devoração, confusão bissexual, medo da perda dos limites corporais. Quando essas fantasias desempenham um papel preponderante, as relações sexuais e amorosas enfrentam não só a ameaça de castração, mas também a ameaça de aniquilação e fragmentação, de serem invadidas e destruídas pelo outro[147].

Como é que se consegue uma cena triangular em que o falo é transmitido à criança como um símbolo? A versão edipiana da cena primordial dá à criança o direito de possuir o seu corpo, a sua sexualidade, o seu lugar na constelação familiar.

Para o bebé, a mãe é o escudo protetor que interpreta a sua necessidade de alternar estímulos e quietude, o que, como falha, gera uma representação corporal arcaica com indiscriminação entre o corpo da mãe e o da criança.

Da falta ao vazio e do vazio a uma solução sexual aditiva. A compulsão, que tenta combater estados psíquicos insuportáveis e preencher vazios, é uma consequência de falhas no percurso identificatório. Ela dá ao sujeito, cuja autoestima flutua, um certo sentido de identidade e estabilidade narcísica[148].

É difícil aceitar certos traumas e feridas narcísicas, a alteridade, a diferença entre os sexos e as gerações, a inevitabilidade da morte. Ao lado do rochedo da anatomia (cartografado por Freud), há *o rochedo da alteridade*, que gera angústias de fragmentação, de fusão ou de invasão pelo outro.

Joyce McDougall só chama perversão às imagens em que nem o desejo nem a necessidade do parceiro são considerados (abuso sexual de menores, violação, exibicionismo). Relações sexuais impostas a um parceiro não consentido.

As neossexualidades são polimorfas mas não perversas, com os seus cenários e narrativas, os seus objectos e os seus jogos. Porquê? Porque tem de fazer um pacto com os medos e desejos parentais reprimidos. Os cenários e os guiões permitem que as suas angústias de castração, de aniquilação, a sua identidade sexual confusa, o seu vazio ou a sua morte interior se tornem jogos erotizados. O analista interroga-se sobre o desejo que realizam, o benefício primário e secundário que têm, o tipo de angústias psíquicas que tentam bloquear.

Trata-se muitas vezes de reparar lacunas no sentimento de identidade sexual, bem como no narcisismo. Para nos protegermos da destrutividade que advém da fixação em cenas primitivas arcaicas. E assim surgem saídas criativas (sim, criativas)[149], apesar do sofrimento, da compulsividade e da angústia, que só

---

tornarem ameaças de castração, de aniquilação da morte" (McDougall, 1998).

[147] Ver capítulo VIII.

[148] *"Estes guiões eróticos, complexos e inelutáveis, não só contribuem para assegurar um sentido da sua própria identidade sexual (como o faz qualquer ato sexual), mas revelam-se frequentemente técnicas de sobrevivência psíquica, na medida em que salvaguardam simultaneamente um sentido de identidade subjectiva"* (McDougall, 1998).

[149] *"Todo o sintoma psicológico corresponde a uma tentativa de auto-cura com o objetivo de escapar à dor*

aparentemente desapareceram. A psicanálise de uma neossexualidade também não pode prescindir do triplo registo metapsicológico. Nível tópico, dinâmico e económico.

A história começa com o desamparo. Que dimensão pode ter se não for traumática? A relação entre a pulsão e a sua representação é o efeito de um encontro entre elementos externos. A pulsão (continuo a rever) é um conceito limite, um representante das excitações somáticas e uma medida da procura de trabalho. Temos aqui os três registos: atual, dinâmico e económico.

NEOSSEXUALIDADES: UMA DAS MIL FACES DE EROS

A vida (e poderíamos dizer, o pensamento) é um conflito permanente. A pulsão de morte não desiste. Há sempre batalhões opostos. O analista está atento à força de cada um deles. As neossexualidades defendem-se contra a desvitalização, a assexualidade, o vazio psíquico. Quais são então as funções da neossexualidade na fantasmática de um sujeito: realização do desejo, neutralização da angústia, apoio da autoestima ou da integridade egóica? A neossexualidade cumpre funções de proteção da organização psíquica[150] .

Falámos anteriormente de criatividade neossexual. Mas isso não implica uma capacidade ilimitada de fantasia. Muitos neossexuais não conseguem criar uma ilusão no espaço que separa um ser do outro, dificilmente conseguem suportar a ausência, as frustrações que vêm do outro.

Nada disto é tolerância moralista, o que dificilmente seria um moralismo tolerante. Podemos encontrar algum antecedente em Freud e nas suas considerações sobre o sadismo como uma mistura de pulsões não extremas, que ainda assim se preocupava com algum valor relacional. A neossexualidade pode representar um triunfo sobre objectos internos mortais. Conseguem transformar a ansiedade de castração e as ansiedades arcaicas num "*jogo desenvolvido*". Foi assim que Freud considerou o gozo. Embora contenham muita angústia, estão ao serviço de Eros (uma das mil faces) preservando o sujeito do desinvestimento tanático.

Muitas vezes, os pais não transmitiram à criança a imagem de um parceiro "*suficientemente bom*", nem psicológica nem sexualmente. O cenário parece ser

---

psíquica; isto também se aplica, naturalmente, à sexualidade sintomática, se é que a podemos definir. Com esta visão mais construtiva do significado e objectivos dos sintomas, e das razões pelas quais são construídos, descobrimos sempre que são soluções infantis para conflitos, confusões e dor mental" (McDougall, 1998).

[150] "A sexualidade perversa é apenas uma manifestação de um estado psíquico complexo no qual a ansiedade, a depressão, as inibições e as perturbações narcísicas desempenham um papel. Não se trata de um simples desvio no caminho da satisfação sexual, mas sim de uma organização complicada que deve satisfazer múltiplas necessidades, o que confere à neossexualidade uma dimensão particularmente compulsiva" (McDougall, 1982).

exclusivamente erótico, mas não faltam parapeitos, disfarces para iludir a angústia da alteridade, o exagero para reivindicar o direito de existir como indivíduo. O amor e o ódio, e as suas inúmeras transformações, são barreiras protectoras contra o perigo último: a destruição da vida afectiva pelo desinvestimento. O oposto do amor não é o ódio, mas a indiferença", lembrava Freud.

O que é que pode predispor uma pessoa para este tipo de invenção? Qual é, finalmente, o papel da invenção neossexual na economia narcísica e libidinal do seu autor?

Antes de se reconhecer a diferença entre os sexos, havia a diferença entre duas entidades corporais, e as primeiras ansiedades envolvem danos corporais. O som da voz da mãe precede as suas palavras. A forma como ela amamenta, embala, acaricia e, de um modo geral, cuida dele, constitui os primeiros vestígios da experiência erógena. Freud disse-o. Tinha de ser dito outra vez.

As neossexualidades são formações de compromisso face à ansiedade de castração, bem como às ansiedades relacionadas com a perda de identidade do eu e o risco de ser arrastado para o vazio ou para a destrutividade. Estes medos devem ser encenados e erotizados.

Tentam resolver os seus conflitos internos através da representação e da projeção. A tendência para representar significa incapacidade de conter os afectos dolorosos e dificuldade em construir cenas fantasmáticas. A representação substitui a contenção, o sentimento e o pensamento. A maior parte das criações neossexuais têm um carácter de droga[151] ; são utilizadas para escapar a estados psíquicos dolorosos e para reparar fissuras no sentimento de identidade, bem como para satisfazer as moções pulsionais. Esta tentativa de auto-cura permite preservar um contacto erótico consigo mesmo e com os outros, evitando um estado de inundação emocional que levaria a actos de auto-destruição ou de violência contra os outros, ou pior, ao vazio psíquico.

Na sexualidade aditiva verificaram-se falhas na interiorização de uma mãe apaziguadora, protetora e capaz de metabolizar os afectos, com a consequente ausência de representações internas capazes de conter a dor e a sobre-excitação[152]

---

[151] *"Embora as neossexualidades possam muitas vezes ser vistas como uma forma de toxicodependência, os aspectos inventivos e teatrais que constituem o drama e dão uma resposta imaginária aos enigmas do desejo e ao problema da alteridade podem ser vistos como um processo criativo. Desde que a dimensão reparadora seja mantida, a sexualidade desviante consegue evitar uma resolução psicótica dos conflitos e Eros triunfa sobre a morte"* (McDougall, 1982).

[152] *"O desempenho sexual torna-se então uma procura perpétua de auto-afirmação, destinada a conter o pânico que é desencadeado por qualquer ameaça de perda narcísica. Porque esta falha primitiva diz respeito à falta primordial da mãe, onde se funda a alteridade, onde nasce a capacidade de "simbolizar" esta falta e de criar as primeiras ilusões para preencher o espaço psíquico deixado pela ausência do Grande Outro. É aquilo a que Winnicott chama a atividade criativa primária, a matéria-prima a partir da*

. Estes sujeitos procuram frequentemente objectos inanimados ou pessoas para tratar como objectos permutáveis.

O lugar da contratransferência na escuta

Como se recordará, Freud está onde Breuer foge aterrorizado: o famoso caso de Anna O. E está também na "mentira" das histéricas, com a qual descobrirá a verdade do inconsciente. E se não a verdade, a história.
Joyce McDougall ouviu a história de sexualidades que eram diferentes e não perversas. E não precisou de classificar o novo no familiar, o surpreendente no reificado e objectificante. *"Os psicopatas não se consultam..." "Os perversos não se consultam..."* Ouvimo-lo tantas vezes que se tornou um lugar-comum. Os que querem ser mais subtis acrescentam *"como tal"*.
Parece-me que esta analista é consultada por pessoas com neossexualidades enquanto tal. Parece-me que ela trouxe mais do *icebergue* à superfície. Eu perguntar-lhe-ia porque é que ela recorreu ao prefixo "neo". Talvez sempre tenham existido. Muitos foram descritos pelos literatos. O que é novo é uma atitude menos preconceituosa.

Sexualidades diferentes, claro, mas diferentes de quê? Ousaríamos nós, aqui presentes, utilizar a noção de "normalidade" sem a redefinir? E redefini-la enquanto sujeitos históricos inscritos num contexto ideológico e social.
Toda a gente tem direito a uma opinião. Dizer que esse modo de vida é patológico, sintomático ou perverso. Moral. A polícia. Os bons costumes. Mas um analista, perante um analisando, é sempre confrontado com um enigma que não se anula com a atribuição de rótulos nosográficos (neurose, psicose, perversão). Ele confronta-se com este enigma escutando, evitando tomar o desconhecido como conhecido.

---

qual a ilusão e a realidade psíquica são fabricadas. [...] A criança que não foi ajudada a preencher a ausência da mãe com a sua própria atividade psíquica encontrará as renúncias da crise edípica duplamente difíceis de enfrentar" (McDougall, 1975).

Índice

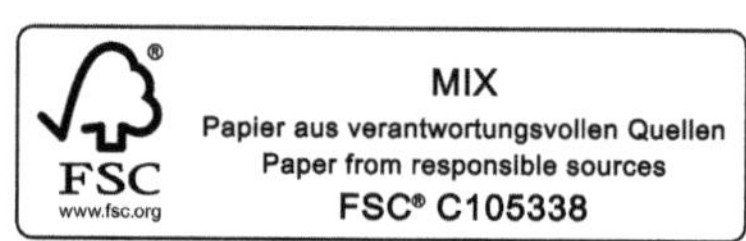

Printed by Books on Demand GmbH, Norderstedt / Germany